小方子，治大病

治大病

李桂香◎主编

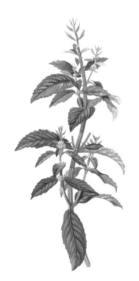

CTS K 湖南科学技术出版社 · 长沙

图书在版编目（ＣＩＰ）数据

小方子，治大病 / 李桂香主编. — 长沙：湖南科
学技术出版社，2024.5
　　ISBN 978-7-5710-2612-7

Ⅰ. ①小… Ⅱ. ①李… Ⅲ. ①验方－汇编 Ⅳ.①R289.5

中国国家版本馆CIP数据核字(2024)第001417号

XIAO FANGZI,ZHI DABING

小方子，治大病

主　　编：李桂香
出 版 人：潘晓山
责任编辑：杨　颖
出版发行：湖南科学技术出版社
社　　址：长沙市芙蓉中路一段416号泊富国际金融中心
网　　址：http://www.hnstp.com
湖南科学技术出版社天猫旗舰店网址：
　　　　　http://hnkjcbs.tmall.com
邮购联系：0731-84375808
印　　刷：济宁华兴印务有限责任公司
　　　　　（印装质量问题请直接与本厂联系）
厂　　址：济宁高新区黄屯立交桥西327国道南华兴工业园1楼
邮　　编：272106
版　　次：2024年5月第1版
印　　次：2024年5月第1次印刷
开　　本：710mm×1000mm　1/16
印　　张：16
字　　数：244千字
书　　号：ISBN 978-7-5710-2612-7
定　　价：68.00元

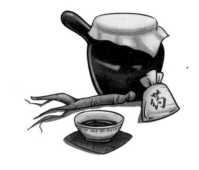

前 言

中医中药号称国之瑰宝，其文化博大精深，其内容浩如烟海，所用药物数以万计，各类方剂不计其数。

本书是一部以博载民间习用药方为主且兼收医家精论治验的医书，收集了民间流行的验方、偏方、便方等各种小方子，内容包括内科、外科、儿科、五官科、皮肤科、妇科、男科、肿瘤科及常见病的预防、保健的方药与论述。本书在中医辨证用药的基础上，意在采用一些取材方便、配制方便、经济实惠、应用灵活且行之有效的方法治疗疾病。每种疾病项下，先对该病作简明扼要的介绍，后列出小方子，其下标明药味组成、功用、主治、方解或用法等，条理清楚，一目了然。

本书具有"亦精亦博，既简又便，病者可按部稽症，按症投剂，犹如磁石取铁"的特点，得到名人学者的赞誉，并在民间广为流传，具有较高的实用价值与使用价值。

需要注意的是，书中所列药方，有具体名称者均已列出，无名称者不另行命名，尊重原貌；所提及的"病"常常也即指代中医所说的"证"，亦病亦证，不可截然分开，这就体现了中医"辨证论治"的特色。另外，中医讲究"辨证施治"，因个体差异不同，因此小方子也未必适合所有人，建议配合临床检验和医生的建议使用。重大疾病应及时就医。

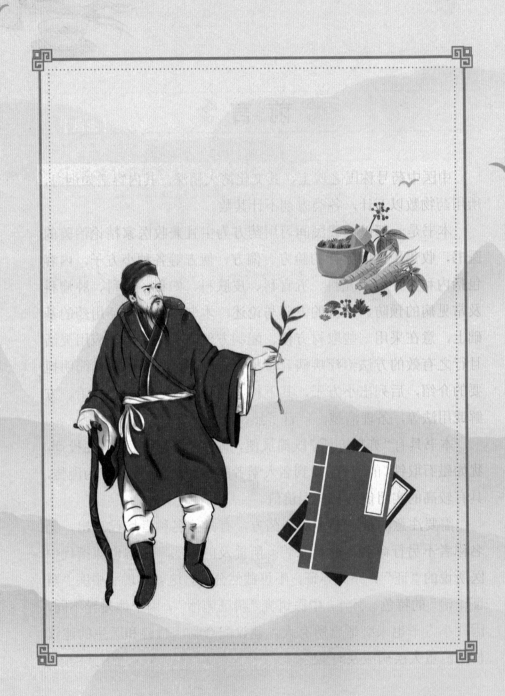

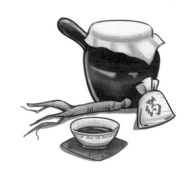

❀ 目 录 ❀

第 1 章　内科疾病

第 2 章　外科疾病

第 5 章　皮肤科疾病

第 6 章　妇科疾病

第 7 章　男科疾病

第8章 肿瘤科疾病

第9章 常见病的治疗方法

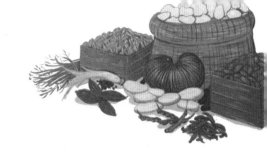

第1章　内科疾病

 ## 1.1 慢性胃炎

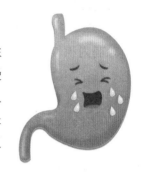

慢性胃炎是指不同病因引起的胃黏膜的慢性炎症或萎缩性病变，可分为慢性浅表性胃炎和慢性萎缩性胃炎。发病原因尚未完全阐明，一般认为与周围环境的有害因素及易感体质有关，如长期饮浓茶、烈酒、咖啡，食过热、过冷、过于粗糙的食物；长期大量服用非甾体类消炎药、吸烟；细菌尤其是幽门螺杆菌（HP）感染；免疫因素；继发于其他疾病等。慢性胃炎缺乏特异性症状，大多数患者常无症状或有程度不同的消化不良症状，如上腹隐痛、食欲减退、餐后饱胀、返酸等。萎缩性胃炎患者可有贫血、消瘦、舌炎、腹泻、出血等。

该病属中医学"胃痛""胃痞"等范畴。其病位在胃，与肝、脾、肾等脏腑有关。本病病因繁多，饮食所伤、情志不遂、脾胃素虚、失治误治等皆可引发。

【方一】加味香苏饮（董建华经验方）

【出处】《中国名老中医经验集萃》

【组成】香附10克，橘皮10克，枳壳10克，炒鸡内金5克，香橼皮10克，佛手5克，大腹皮10克，砂仁5克，焦三仙即焦麦芽、焦山楂、焦神曲各10克，木香6克。

【功用】调气和胃，疏肝止痛。

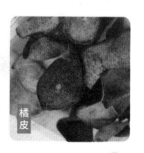

橘皮

【主治】慢性胃炎。症见胃胀多气，时伴隐痛，反复发作，食后脘胀尤甚，不思饮食者。

【方解】本方以香附、橘皮为主药。香附入肝，解郁理气止痛；橘皮理气和胃化湿，为脾胃宣通疏利之要药，具有能散、能燥、能泻、能补、能和之功，与香附相配，既能调气和胃，又可疏肝止痛。配枳壳以破气消积，利膈宽中，能消胃脘胀满，通大、小肠；佐大腹皮下气行水，调和脾胃；香橼皮、佛手宽胸除胀止痛。诸药相伍，共奏行气、和胃、通降、疏肝、止痛之功。

【药理】陈皮挥发油对胃肠道有温和的刺激作用，能促进消化液分泌和排除肠内积气。鸡内金可增高胃液的分泌量、酸度和消化力，使胃运动加强、排空加快。砂仁挥发油能促进胃液分泌，可排除消化道积气，故能行气消胀。木香、佛手能调整胃肠运动。

【用法】水煎服，每日1剂。

【按语】如伴见胁肋胀痛、口苦泛恶、肝郁不舒症状者，可加柴胡、青皮、郁金等味以疏肝解郁；若伴便秘、腹胀、腑行不畅者，可入酒军或瓜蒌、莱菔子以导滞通腑；如伤食生冷，胃寒作痛者，可加良姜或荜澄茄等品以行气散寒止痛；如顽固腹胀，反复不愈，则可配用鸡金散（鸡内金、沉香或木香、砂仁、香橼皮等量研末，每服3克，日两次），健胃消胀化滞（亦可用于汤剂）。

【方二】平胃散

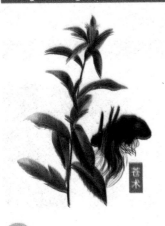

苍术

【出处】《太平惠民和剂局方》

【组成】苍术15克，厚朴9克，陈皮9克，甘草4克，生姜3片，大枣2枚。

【功用】燥湿运脾，行气和胃。

【主治】慢性胃炎。症见脘腹胀满，不思饮食，恶心呕吐，嗳气吞酸或口苦无味，肢体倦怠，胸闷气短，大便溏薄，舌淡胖，苔白腻而厚者。

【方解】苍术除湿运脾；厚朴行气化湿，消胀除满；陈皮理气和胃，芳香醒脾；甘草甘缓和中，调和诸药；煎加生姜、大枣，其调和脾胃之功益佳。诸药相合，使湿浊得化，气机调畅，脾气健运，胃得和降，则诸症自除。

【药理】苍术、厚朴可调整胃肠运动。陈皮挥发油对胃肠道有温和的刺激作用，能促进消化液分泌和排除肠内积气。生姜可止吐，促进胃液分泌，松弛肠平滑肌。甘草对胃平滑肌有解痉作用。

【用法】水煎服，每日1剂。

【方三】楂梅益胃汤

【出处】《江西中医药》

【组成】沙参30克，麦冬、玉竹、生地黄、木瓜各10克，山楂、山药各15克，石斛、乌梅、白芍各12克，甘草6克。

【功用】养阴益胃。

【主治】慢性胃炎。症见胃脘嘈杂，似饥非饥，似痛非痛，口干舌燥，少苔、无苔或花剥苔。证属脾阴不足、胃土燥热型者。

【方解】方中用乌梅、山楂、木瓜、白芍之类以酸甘化阴，配沙参、麦冬、玉竹、生地黄、石斛等养阴益胃，伍山药健脾和胃，甘草调和诸药。

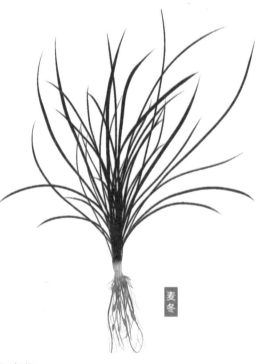

麦冬

【药理】沙参、麦冬、生地黄具有增强免疫，调节免疫平衡的功能。木瓜似有缓和胃肠肌痉挛的作用。山楂促进消化，对胃肠功能具有一定的调节作用。乌梅煎剂能促进胆汁分泌，增强机体免疫功能。白芍与甘草合用，可解除胃肠平滑肌痉挛、镇痛。

【用法】水煎服，每日1剂。

【方四】一贯煎加味（赵清理经验方）

【出处】《中华名医名方薪传胃肠病》

【组成】北沙参15克，生地黄12克，麦冬12克，枸杞子15克，太子参12克，焦山楂30克，乌梅肉15克，鸡内金12克，广木香6克，甘草3克。

【功用】甘寒养阴，和中益胃。

【主治】慢性萎缩性胃炎。症见胃脘灼痛，嘈杂干呕，不思饮食，食后胃脘痞满胀痛，口燥咽干，体倦乏力，舌质红苔少，脉细数无力。证属胃阴不足，胃失濡养。

【方解】本方取太子参、枸杞子、焦山楂、乌梅、甘草之酸甘以化阴，助北沙参、生地黄、麦冬滋阴生津之力；鸡内金补胃体；广木香理气，防酸甘之滞，助生生之机。以上诸药合用，益胃阴、养胃体。

【药理】北沙参、麦冬、生地黄、枸杞多糖具有增强免疫，调节免疫平衡的功能。乌梅煎剂能促进胆汁分泌，增强机体免疫功能。鸡内金可增高胃液的分泌量、酸度和消化力，使胃运动加强、排空加快。木香能调整胃肠运动，促进胃的排空。

【用法】水煎服，隔日再服，早晚各一次。

 1.2 胃与十二指肠溃疡

胃与十二指肠溃疡是常见的慢性消化系统疾病，又称消化性溃疡。溃疡的形成有各种因素，其中酸性胃液对黏膜的消化作用是溃疡形成的基本因素。研究表明，胃酸分泌过多、幽门螺杆菌感染和胃黏膜保护作用减弱等因素是引起胃与十二指肠溃疡的主要环节。胃排空延缓和胆汁反流、胃肠肽的作用、遗传因素、药物因素、环境因素和精神因素等，都和溃疡的发生有关。临床表现主要有上腹部疼痛，呈慢性、周期性、节律性发作，多为钝痛、灼痛或饥饿样疼痛。此外可伴有唾液分泌增多、烧心、反胃、嗳酸、嗳气、恶心、呕吐等其他胃肠道症状。

胃与十二指肠溃疡属中医学"胃脘痛""嘈杂""吞酸"等的范畴。发病机制较为复杂，但总不外乎脾胃气机壅滞，升降失常、气滞血瘀为患。治疗原则以"理气止痛"为常法，兼以审证求因，辨证施治。根据寒、热、虚、实、在气、在血的不同，分别施以温、清、补、泻、行气、活血等法。

【方一】化瘀生肌汤

【出处】《北京中医》

【组成】五灵脂6克，当归、延胡索各10克，没药5克，黄芪12克，珍珠末0.3克（冲服），冬虫夏草2克。

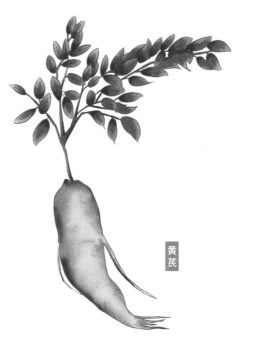

黄芪

【功用】活血化瘀，益气生肌。

【主治】胃、十二指肠溃疡。

【方解】方中五灵脂、当归、延胡索、没药行气活血，化瘀止痛；黄芪补中益气，且有托疮生肌之用；配珍珠末生肌敛疮，促使溃疡面愈合；冬虫夏草大补阴阳之气。

【药理】五灵脂具有抗血小板聚集，镇静镇痛作用。延胡索有明显的镇痛作用，还可以抑制胃酸分泌，保护实验性胃溃疡。黄芪能降低胃液和胃酸分泌。珍珠末含碳酸钙，能中和胃酸，减轻胃溃疡之疼痛。

【用法】水煎服，每日1剂。10日为1个疗程。如症状得到控制改服粉剂，每次服6克。早、午、晚饭前各服1次，3个月为1个疗程。

【按语】胃反酸有烧灼感者，加海螵蛸、瓦楞子；神疲气短者加党参；

嗳气频作者，加丁香、柿蒂；大便潜血试验阳性者，加阿胶珠、艾叶炭、地榆炭。

【方二】肝胃百合汤（夏度衡经验方）

【出处】《常见消化系统疾病的中医治疗》

【组成】百合15克，甘草6克，柴胡10克，郁金10克，乌药10克，川楝子10克，黄芩10克，丹参10克。

【功用】疏肝理胃，化瘀敛疡。

【主治】消化性溃疡，属肝胃气机失常，气血瘀阻，胃络损伤者。症见上腹部疼痛，吞酸嗳腐，神疲乏力，舌淡红苔薄黄，脉沉小而弦。

【方解】方中百合、甘草调中利气而扶土抑木；柴胡疏肝解郁，活血而止痛；黄芩性味虽属苦寒，但与辛温之乌药相配，能避寒凉之性而取苦降之用，以降胃气；丹参、郁金、川楝子活血通络调气。综观全方，从调畅肝的气机入手，以复其脾胃之升降，从而达到治肝安胃敛疡之功。

【药理】甘草有抗溃疡作用，可改善胃溃疡面环境、吸附盐酸、改变胃酸胃液浓度，并对胃平滑肌有解痉作用。柴胡有增强机体免疫、镇痛的作用。乌药可使麻醉犬在胃肠肌蠕动加速、收缩增强。川楝子调节胃肠平滑肌，改善微循环和血液流变学指标。黄芩明显拮抗乙酰胆碱所致回肠痉挛。

【用法】水煎服，每日1剂。

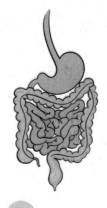

🎁 1.3 急性胃肠炎

急性胃肠炎是胃肠黏膜的急性炎症，由于饮食不当，食入过多生冷不易消化、刺激性食物，或摄入被细菌、毒素污染的食物所致。此病好发于夏秋季节，起病急，临床表现以恶心、呕吐、腹痛、腹泻、发热为主，严重者可出现脱水、休克等。可分为三型：以胃痛、恶心呕吐为主者，称急性胃炎；以腹痛、腹泻为主者，称急性肠炎；二者兼有者，称急性胃肠炎。

本病属中医学"呕吐""胃脘痛""泄泻""腹痛""霍乱"等范畴。多由中焦元气素亏，外感风寒暑湿之邪；或饮食不洁，损伤脾胃，以致运化失职，脾失健运，胃失和降，浊阴内阻，清浊相干，乱于胃肠而成。临床本着"急则治其标"的原则，突出止呕、止泻、止痛，然后针对病因采用散寒、理气、清热、消食、活血、祛湿、收涩、健脾、疏肝、和胃等方法，调畅胃肠气机，使邪去正安。

【方一】葛根芩连汤

【出处】《伤寒论》

【组成】葛根15克，甘草6克，黄芩9克，黄连9克。

【功用】解表清里。

【主治】急性胃肠炎，属表证未解，里热甚者。症见身热汗出，泻下急迫，气味臭秽，肛门灼热，胸脘烦热，口渴，舌红苔黄，脉数或促。

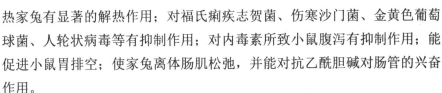

葛根

【方解】方中重用葛根，既能解表退热，又能升发脾胃清阳之气而止下利，为君药；臣以黄芩、黄连清热燥湿，厚肠止利；使以甘草甘缓和中，调和诸药。

【药理】葛根芩连汤对内毒素所致的发热家兔有显著的解热作用；对福氏痢疾志贺菌、伤寒沙门菌、金黄色葡萄球菌、人轮状病毒等有抑制作用；对内毒素所致小鼠腹泻有抑制作用；能促进小鼠胃排空；使家兔离体肠肌松弛，并能对抗乙酰胆碱对肠管的兴奋作用。

【用法】水煎服，每日1剂，早晚分服。

【方二】藿香正气散

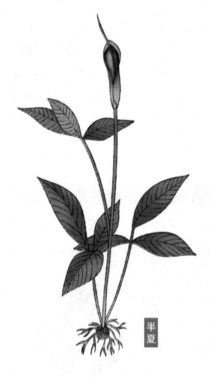

半夏

【出处】《太平惠民和剂局方》

【组成】大腹皮、白芷、紫苏、茯苓各5克；半夏曲、白术、陈皮、厚朴、苦桔梗各10克、藿香15克，炙甘草12克，生姜3片，大枣1枚。

【功用】解表化湿，理气和中。

【主治】急性胃肠炎，外感风寒，内伤湿滞证。症见脘腹疼痛，上吐下泻，泄泻清稀，甚如水样，或伴恶寒发热，头痛，舌苔白腻。

【方解】方中藿香辟秽和中，升清降浊，为君；配以紫苏、白芷辛香发散，助藿香外散风寒，兼可芳化湿浊；半夏曲、陈皮燥湿和胃，降逆止呕；白术、茯苓健脾运湿，和中止泻；厚朴、大腹皮行气化湿，畅中除满；苦桔梗宣肺利膈；生姜、大枣、炙甘草谐营卫而调药和中。

【药理】研究表明，藿香正气水有抑制离体肠管收缩、抑制胃肠推进功能和体外抑菌作用，对金黄色葡萄球菌，甲、乙型副伤寒沙门菌，痢疾志贺菌有明显的抑制作用。

【用法】水煎服。

【方三】连朴饮

【出处】《霍乱论》

【组成】制厚朴6克，姜川连、石菖蒲、制半夏各3克，炒香豉、焦栀子各9克，芦根60克。

【功用】清热化湿，理气和中。

【主治】急性胃肠炎，湿热并重者。症见上吐下泻，胸脘痞闷，心烦躁扰，小便短赤，舌苔黄腻，脉滑数等。

【方解】芦根清热和胃，除烦止呕；又以姜川连清热燥湿，制厚朴理气祛湿，石菖蒲芳香化湿，制半夏和胃燥湿，四者合用，可使湿去热清，气机调和；佐以焦栀子、炒香豉清宣胸脘郁热，而除烦闷。诸药配伍，使湿热除，脾胃和，吐泻立止。

【药理】厚朴可调整胃肠运动，对肠管，小剂量出现兴奋，大剂量则为抑制。高浓度黄连小檗碱可抑制离体豚鼠回肠痉挛。石菖蒲煎剂对豚鼠离体回肠有很强的解痉作用，还能促进消化液分泌，制止胃肠的异常发酵。制半夏可抑制呕吐中枢而止呕。

【用法】水煎温服。

【方四】木香槟榔丸

【出处】《儒门事亲》

【组成】木香、槟榔、青皮、陈皮、莪术、黄连各3克，黄柏、大黄各5克，炒香附、牵牛子各10克。

【功用】行气导滞，攻积泄热。

【主治】急性胃肠炎，属湿热食积者。症见脘腹痞满胀痛，嗳腐酸臭，泻下黏腻臭秽，里急后重，舌苔黄腻，脉沉实等。

【方解】方中木香、槟榔行气导滞，消脘腹胀满，除里急后重；大黄、牵牛子攻积导滞泄热；青皮、炒香附行气化积；莪术疏肝解郁，破血中之气；陈皮理气和胃，健脾燥湿；黄连、黄柏清热燥湿。全方以行气导滞为主，配以清热、攻下、活血之品，共奏行气导滞，攻积泄热之功。

【药理】木香能调整胃肠运动促进胃的排空。槟榔、牵牛子增加肠蠕动。陈皮挥发油对胃肠道有温和的刺激作用，能促进消化液分泌和排除肠内积气。黄柏可增强家兔离体肠管收缩。大黄小剂量可促进胃液分泌，对离体胃有促进胃运动的作用。

【用法】水煎服。

【方五】保和丸

【出处】《丹溪心法》

【组成】山楂18克，神曲6克，半夏、茯苓各9克，陈皮、连翘、莱菔子各6克。

【功用】消食和胃。

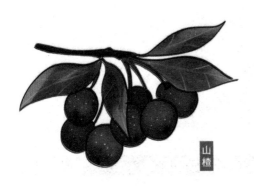
山楂

【主治】急性胃肠炎，属食积内停者。症见腹痛肠鸣，泻下粪便，臭如败卵，泻后痛减，脘腹胀满，嗳腐酸臭，不思饮食，苔垢浊或厚腻，脉滑。

【方解】方中重用山楂，能消一切饮食积滞，尤善消肉食油腻之积；神曲消食健脾，善化酒食陈腐之积；莱菔子下气消食，长于消谷面之积；半夏、陈皮行气化滞，和胃止呕；茯苓渗湿健脾，和中止泻；连翘清热散结。诸药相合，共奏消食和胃，清热祛湿之功。

【药理】实验研究，本方无糖颗粒剂灌胃，能显著增加小鼠肠蠕动频率，加速小肠推进运动，增加胃液分泌，提高胃蛋白酶活性，使胃蛋白酶和胰蛋白排出量增加。

【用法】水煎服。

📚 1.4 上呼吸道感染

上呼吸道感染是鼻腔、咽喉部急性炎症的总称。临床表现以鼻塞、流涕、喷嚏、咳嗽、头痛、恶寒、发热、全身不适等为特征。大多数由病毒引起，少数为细菌所致。若全身症状较重，具有较强的传染性者，称为"流行性感冒"。感冒是感受风邪，出现鼻塞、流涕、喷嚏、咳嗽、

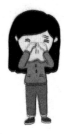

头痛、恶寒、发热、全身不适等症状的一种疾病，如不及时治疗最易转变他症，为常见外感症之一。现代医学的普通感冒、病毒性、流行性感冒以及细菌性感染所引起的上呼吸道急性炎症与中医学感冒或时行感冒相似。

【方一】败毒散

【出处】《小儿药证直诀》

【组成】柴胡6克，前胡6克，太子参6克，川芎6克，枳壳6克，茯苓6克，桔梗6克，羌活5克，独活5克，薄荷3克，生姜3片。

【功用】扶正祛邪，祛风解表，开肺降气。

【主治】病毒性上呼吸道感染。

【方解】本方是益气扶正解表的方剂，适用于感冒风寒湿邪而体虚不耐发散的病症。方中羌活、独活、川芎、生姜发散风寒湿邪，羌活、独活、川芎又善除头、身之痛；柴胡、薄荷升清透表，能散肌表之热；前胡、枳壳、桔梗下气化痰，可除咳嗽胸闷等症；党参、茯苓、甘草益气健脾，尤其是在表散药中配用太子参一味扶正祛邪，可鼓邪从汗而解。前人以感冒时行，为疫毒所致，故以"败毒"名方。

【药理】柴胡有较明显的解热、镇静、抗惊厥、镇痛、镇咳作用；前胡有较强的祛痰作用，能显著增加呼吸道的黏液分泌；羌活有解热、镇痛、抗炎、抗过敏和抗菌作用。

【用法】每日1剂，水煎服。

【方二】流感合剂

【出处】《四川中医》

【组成】板蓝根30克，鱼腥草30克，茵陈蒿30克，贯众15克，虎杖15克，牛蒡子10克，黄连10克，薄荷10克（后下）。

【功用】清热解毒，利咽消肿，疏风利湿。

【主治】病毒性上呼吸道感染。

【方解】方中板蓝根、鱼腥草、茵陈蒿、贯众清热解毒，牛蒡子、薄荷利咽消肿，虎杖、黄连疏风利湿，本方虽以清热解毒药为主，但清中寓散，表里双解，并入渗利之品，故有清热解毒、疏风利湿等功效，与本病大多由于感受风热疫毒，且多兼夹湿邪的病因病机吻合，故获效显著。

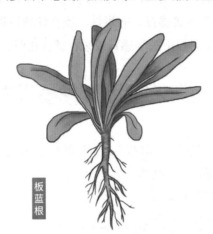

板蓝根

【**药理**】板蓝根、鱼腥草有抗病原微生物、抗内毒素、免疫增强的作用；茵陈蒿有解热、镇痛抗炎、抗菌、抗病毒等作用；贯众、虎杖有抗柯萨奇病毒、流感病毒、抗菌作用；牛蒡子煎剂对金黄色葡萄球菌、肺炎链球菌、乙型溶血性链球菌和伤寒沙门菌有不同程度的抑制作用。

【**用法**】每日1剂，水煎服。

【方三】感冒退热饮

【**出处**】《甘肃中医》

【**组成**】羌活10克，薄荷6克，防风10克，青蒿15克，板蓝根20克。

【**功用**】发汗解表退热。

【**主治**】病毒性上呼吸道感染，高热。

【**方解**】方中羌活、防风发汗力强，解表力胜，辅以苦寒味芳的板蓝根、青蒿，辛凉解表的薄荷，既发挥了辛温解表的特长，又可避免其助热、过度耗散之弊，诸药合用，旨在汗出邪除，邪随汗解。

【**药理**】防风有解热、镇痛、抗炎作用、对乙型溶血性链球菌、肺炎链球菌、金葡菌、产黄青霉菌有不同程度的抑制作用；青蒿有平喘、抗变态反应作用。

【**用法**】每日1剂，水煎服。

1.5 慢性支气管炎

支气管炎包括急性支气管炎和慢性支气管炎，均以咳嗽为主要症状，应从中医所说的咳嗽病去辨证施治。中医认为急性支气管炎属外感咳嗽，病因为风寒和风热。慢性支气管炎与肺脾肾三脏有关。由于病因不同，内脏虚实不同，故症状各异，常见肺虚寒夹痰饮、气虚痰浊、痰热、阴虚等症。

【方一】止咳汤（沈炎南）

【出处】广东省广州市中医院

【组成】桑叶9克，北杏仁9克，桔梗12克，甘草8克，紫菀9克，款冬花12克，百部9克，白前9克。

【功用】疏风散寒，止咳化痰。

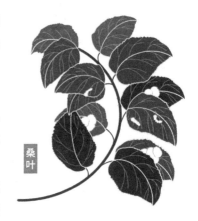

桑叶

【主治】咳嗽。痰多色白，或痰虽不多，而难咯出，喉痒，或伴气促，尤宜于感冒之后，久咳不愈之症。

【方解】本方由《医学心悟》止嗽散化裁而成，随症加减，对新久寒热咳嗽皆宜。桑叶疏风清肺，北杏仁、桔梗止咳化痰，紫菀、款冬花、百部、白前疏风清肺，润肺止咳。

【用法】先将上药用水浸泡30分钟，再煎煮30分钟，每剂煎两次，将两次煎出的药液混合。每日1剂，早晚各服1次。

【按语】若表寒仍在，恶风鼻塞，流涕者，加荆芥9克，薄荷6克；如肺热壅盛，咳嗽痰黄，咽干，口渴者，去紫菀、款冬花、加鱼腥草15克；如气逆，喘促，加苏子9克，五味子6克；如气阴已虚，咳而少痰，气短多汗，倦怠乏力者，加党参15克，麦冬9克，五味子3克；如久咳痰少，而难咯者，可另用款冬花10克，加冰糖适量，泡开水，代茶饮，以作辅助治疗；如表证明显，临床表现以感冒症状为主时，当应先行治疗感冒，待表证基本解除，咳嗽成为主证时方可应用本方。

【方二】宣痹加贝汤（孟澍江）

【出处】南京中医学院

【组成】枇杷叶9克，郁金8克，淡豆豉6克，射干5克，通草8克，川贝母4克。

【功用】轻宣肺气，止咳化痰。

【主治】咳嗽。风邪内伏；咳嗽不畅，夕咳甚则气急面红，咳势阵作而类顿咳，痰少胸痞者。

【方解】宣痹汤源出《温病条辨》，为湿温闭肺，清阳郁闭致哕而设，轻宣肺痹，清阳宣畅，肺气肃降，则哕而止。本方用于外邪闭肺，肺失宣降而咳嗽，实有"轻可去实"之意。用本方轻清宣通肺气，肺气一通其咳自平，药量宜轻不宜重。若痰多色白而黏加法半夏9克，陈皮6克，闷气加苏子8克。

【用法】先将药物用水浸泡30分钟，再在火上煎煮30分钟，每剂煎两次，将两次药液混合。每日1剂，分两次温服。

【方三】清肺化痰健脾汤

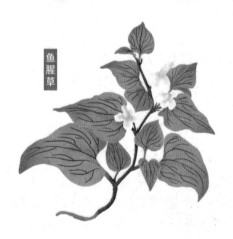

鱼腥草

【出处】《浙江中医杂志》

【组成】鱼腥草30克，黄芩9克，薏苡仁30克，贝母9克，杏仁9克，桑白皮15克，丹参15克，茯苓12克，炒白术12克，甘草6克。

【功用】清肺化痰，健脾燥湿。

【主治】慢性支气管炎继发感染，咳嗽、气喘、发热，咯吐黄痰。

【方解】鱼腥草、黄芩、桑白皮、薏苡仁清肺热，化湿痰；贝母、杏仁止咳化痰；茯苓、炒白术健脾燥湿，丹参活血凉血。

【用法】水煎服两次，每日1剂，分两次早服。

【方四】辛润止咳汤

【出处】《吉林中医药杂志》

【组成】半夏6克，细辛3克，生姜5片，炙远志6克，麦冬10克，炙马兜铃10克，炙枇杷叶12克，五味子6克，炒瓜蒌皮15克，天竹黄10克，炙甘草6克。

【功用】清热化痰，止咳平喘。

【主治】慢性支气管炎，干咳频作，喉痒无痰。

【方解】细辛、生姜辛温散寒；炙远志、炙马兜铃、炙枇杷叶、炒瓜蒌皮、天竹黄清热化痰；半夏燥湿化痰，五味子敛肺止咳。该方甘凉清热，不燥不凉。

【用法】水煎服两次，每日1剂，分两次早服。

1.6 肺炎

肺炎是指肺实质的炎症，按病因可分为细菌性、真菌性、病毒性和支原体性肺炎。临床常见的是细菌性肺炎，其中90%～95%是由肺炎球菌引起。临床有突发的寒颤、高热、咳嗽、血痰、胸痛等症状。肺炎的诱发因素有受寒、病毒感染、酒醉、全身麻醉、镇静剂或麻剂过量等。这些因素会削弱全身抵抗力和会厌的反射作用，破坏呼吸道黏膜-纤毛运动，减损细胞吞噬作用，使致病物能轻易地吸入而引起感染。此外，心力衰竭、有害气体的吸入、长期卧床的肺水肿、肺淤血，以及脑外伤等都有利于细菌的感染和生长繁殖，导致肺炎。

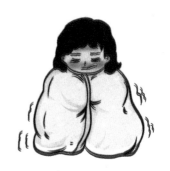

【方一】白头翁汤

【出处】《伤寒论》

【组成】白头翁16克，黄连6克，黄柏6克，秦皮9克。

【功用】发汗解表，止咳平喘。

【主治】大叶性肺炎。症见：高热汗出，气促痰鸣，痰色铁锈，口渴喜冷饮，大便干结，舌红，苔黄腻，脉弦数。

【方解】白头翁、秦皮凉血解毒；黄连、黄柏燥湿清热。

【用法】将上药水煎服，每日1剂，分早晚两次服。

【方二】活肺汤

【出处】《新中医》

【组成】丹参30克，毛冬青30克，桃仁15克，赤芍15克，牡丹皮15克，生地黄20克，川芎10克，柴胡9克，红花9克，枳壳9克，甘草6克。

【功用】活血化瘀，清热化痰。

【主治】病毒性肺炎。症见：发热，头痛，乏力，咳嗽咯黄痰，胸闷气急，发绀，舌暗红，苔黄腻，脉滑数。肺听诊可听见湿性啰音。

【方解】丹参、赤芍、牡丹皮、毛冬青、生地黄凉血解毒；桃仁、川芎、红花活血化瘀；柴胡、枳壳开提肺气。

【用法】将上药水煎服，每日1剂，分早晚两次服。

【方三】贝龙银黄汤

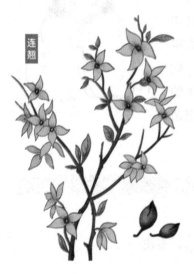

连翘

【出处】《甘肃中医》

【组成】金银花30克，连翘10克，知母10克，浙贝母10克，地龙10克，甘草10克，黄连5克。

【功用】宣肺平喘、清热化痰。

【主治】支气管肺炎。症见壮热烦渴，喉鸣痰涌，咳嗽喘憋，甚则鼻翼煽动，颜面口唇发绀。

【方解】支气管肺炎属于中医"肺炎喘嗽"，肺气郁闭是其主要病理机制，痰热是其主要病理产物。方中金银花、连翘辛凉透表，清热解毒，重用金银花，意在清热解毒，抑制细菌、病毒。黄连清热燥湿，泻火解毒，药理实验证实其对多种细菌和各型流感病毒均有一定抑制作用，特别是组成复方后抗菌效力明显提高。知母清热滋阴；浙贝母、地龙、甘草化热痰利咽喉，其中地龙解毒力强，并有显著舒张支气管平滑肌和镇静抗惊厥的作用，对肺炎喘嗽欲内陷厥阴之变证有防微杜渐的作用。方中金银花、连翘、知母、黄连是针对"热"字而设，贝母、地龙、甘草是针对"痰"字而用，诸药化瘀清热，功效颇佳。

【用法】水煎分次温服，每日1剂。

【方四】龙虎汤

【出处】《中国中医药信息杂志》

【组成】麻黄5克，生石膏10～15克，知母10～15克，杏仁10克，地龙10克，甘草15克。

【功用】清热解毒，止咳祛痰。

【主治】支气管肺炎。

【方解】龙虎汤为麻杏石甘汤、白虎汤加地龙而成，其中生石膏、知母对细菌、病毒、支原体等有广谱治疗作用；杏仁、甘草祛痰止咳；麻黄、地龙、甘草具有抗过敏、解痉定喘作用。诸药配伍，既有清热解毒抗感染，又有止咳祛痰定喘，标本兼治的综合功效。

【用法】水煎分次温服，每日1剂。

1.7 高血压

原发性高血压是最常见的心血管疾病之一，简称高血压。临床表现为原因不明的体循环动脉血压持续增高，伴有不同程度的脑、心、肾等脏器病变。高血压的病因迄今未明。研究提示，高血压与遗传、食盐摄入过高、高度集中及精神紧张的职业、缺少体力活动、肥胖、吸烟、大量饮酒、某些营养成分缺乏等有关。近来发现，较多高血压患者有胰岛素抵抗和高胰岛素血症。

高血压在中医学中多见于"眩晕""头痛"等病中。由于饮食劳倦、情志内伤、先天不足、后天失养、年老体衰而致肝肾阴阳失调，心脾冲任虚损，气血逆乱，风火内生，痰瘀互阻而发病。病初以邪实或本虚标实为主，晚期以虚证为主。治疗方法有：清肝泻火、温补脾肾、化痰祛湿、活血化瘀、滋水清心、补肾泻火等。

【方一】育阴助阳方（刘亦选）

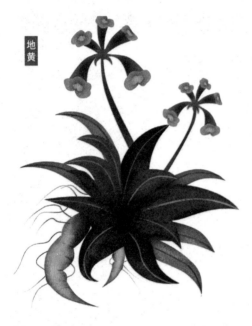

地黄

【出处】《中国名医名方》

【组成】熟地黄15克，桑寄生15克，麦冬15克，巴戟天15克，杜仲15克，山茱萸12克，肉苁蓉12克，党参15克，桂枝10克。

【功用】育阴温阳，补肾益精。

【主治】高血压。肾精不足、阴阳两虚证。症见眩晕，心慌气短，神疲健忘，夜尿频多，腰膝酸软，胸闷作呕，阳痿遗精，畏寒肢冷，面色苍白，肢体浮肿，舌质淡嫩少苔。

【方解】熟地黄养血滋阴、补精益髓；麦冬益胃润肺，养阴生津；桑寄生、杜仲、山茱萸补益肝肾；巴戟天补肾助阳，祛风除湿；肉苁蓉补肾助阳，润肠通便；桂枝温经通阳；党参补中益气，生津养血。

【药理】现代药理研究表明：熟地黄、麦冬可调节机体免疫功能。桑寄生、杜仲、山茱萸具有降压利尿作用。肉苁蓉水浸液对实验动物有降低血压作用。巴戟天有类皮质激素样作用及降低血压作用。

【用法】水煎服，每日1剂。

【方二】益心健脑汤（周次清）

【出处】《中国名医名方》

【组成】黄芪30~60克，葛根15~30克，桑寄生15~30克，丹参20~40克，生山楂9~15克，川芎6~9克。

【功用】益气活血。

【主治】高血压，气虚血瘀证。

【方解】黄芪补心肺之气，葛根升脾胃之气，桑寄生益肾气；丹参活心血，生山楂消中积，川芎行肝血。诸药合伍，益诸脏之气，活一身之血，使气旺血活，心脉得通，脑以得养，从而达到益心健脑之功能。

【药理】现代药理研究表明：黄芪可能通过直接扩张外周血管起降压作用。葛根煎剂、浸剂和总黄酮都有一定的降压效果。山楂黄酮、水解物、三萜酸对麻醉猫均有降压作用。丹参、川芎可改善血液循环，抗血栓形成，降低血脂。

【用法】水煎服，每日1剂，分2~3次温服。

【方三】双降汤

【出处】《中国名医名方》

【组成】黄精20克，何首乌20克，山楂15克，菊花10克，决明子15克，丹参5克，桑寄生20克，豨莶草15克，泽泻20克。

【功用】补益肝肾，活血泄浊。

【主治】高血压、高脂血症，肝肾阴虚、痰浊阻滞证。

【方解】方用何首乌、黄精、桑寄生补肝肾固精气；配泽泻、豨莶草清利下焦湿浊；决明子、菊花平肝潜阳、平降冲逆；山楂健脾渗湿，消食导滞；更用丹参活血，与山楂相伍行气解郁活血，斡旋阴阳。诸药相伍，补中有行，补而不腻，固而不涩，行而不散，共奏补益肝肾，行滞通脉，泻浊洁腑，降脂降压之功效。

【药理】药理研究表明：黄精煎剂可明显降低高脂血症家兔甘油三酯、β-脂蛋白和血胆固醇。何首乌、泽泻可改善脂质代谢，减少肠道胆固醇的吸收。山楂降压降血脂。决明子水浸液及醇浸液对实验动物有降压及利尿作用。豨莶草具有扩张血管，降低血压作用。桑寄生利尿降压。

【用法】水煎服，每日1剂。

【方四】天麻钩藤饮

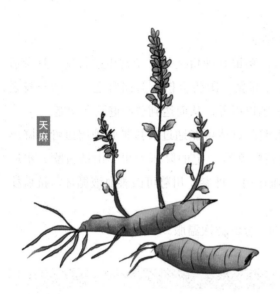

天麻

【出处】《杂病证治新义》

【组成】天麻9克，钩藤（后下）12克，石决明（先煎）18克，栀子、黄芩各9克，川牛膝12克，杜仲、益母草、桑寄生、首乌藤、朱茯神各9克。

【功用】平肝潜阳，滋养肝肾。

【主治】高血压，属肝阳上亢者。症见眩晕耳鸣，头痛且胀，遇劳、恼怒加重，肢麻震颤，失眠多梦，腰膝酸软，或颜面潮红，舌红苔黄，脉弦细数。

【方解】方中天麻、钩藤平肝息风；石决明平肝潜阳，清热明目，与天麻、钩藤合用，加强平肝息风之力；川牛膝引血下行；栀子、黄芩清热泻火，使肝经之热不致上扰；益母草活血利水；杜仲、桑寄生补益肝肾；首乌藤、朱茯神安神定志。

【药理】动物实验表明：天麻钩藤饮可调节中枢神经系统；对肾性、原发性、神经元性高血压犬均有明显的降压作用；同时具有抗血小板凝集，改善脑循环，抑制肝、心、脑、肾组织过氧化脂质生成的作用。

【用法】水煎服。

【方五】龙胆泻肝汤

【出处】《医方集解》

【组成】龙胆草6克，炒黄芩9克，炒栀子9克，泽泻9克，木通6克，炒当归3克，生地黄6克，柴胡6克，生甘草6克，车前子6克。

【功用】清肝泻火，清利湿热。

【主治】高血压，属肝经实火湿热者。症见头痛目赤，胁痛口苦，烦躁易怒，寐少多梦，面红，小便短赤，舌红苔黄腻，脉弦数。

【方解】方中龙胆草上清肝胆实火，下泻肝胆湿热；黄芩、栀子泻火解毒，燥湿清热；车前子、木通、泽泻渗湿泄热，导湿热从水道而去；生地黄养阴；当归补血；柴胡疏畅肝胆，引诸药归肝胆之经；甘草缓苦寒之品伤胃，兼能调和诸药。全方使火降热清，湿浊得消，则诸症可愈。

【药理】实验研究，龙胆泻肝汤有利尿作用，可使尿量显著增加，但对钠、钾的排泄量则无显著影响。对麻醉猫有显著降压效果，剂量越大，作用越强。还能扩张离体兔耳血管，增加灌流滴数。

【用法】水煎服。

1.8 高脂血症

由于脂肪代谢或运转异常使血浆中一种或多种脂质高于正常称为高脂血症，表现为高胆固醇血症、高甘油三酯血症或两者兼有。脂质不溶或微溶于水，必须与蛋白质结合以脂蛋白形式存在，因此高脂血症常为高脂蛋白血症的反映。临床上分为两类：①原发性，属遗传性脂代谢紊乱疾病；②继发性，常见于控制不良的糖尿病、饮酒、甲状腺功能减退症、肾病综合征、透析、肾移植、胆道阻塞、口服避孕药等。长期高脂血症易导致动脉硬化加速，尤其是引发和加剧冠心病及脑血管疾病等。

高脂血症属中医的"痰证""肥胖""瘀血"等范畴。中医学认为本病为饮食偏嗜，脾胃失调；情志内伤，肝胆不利；年老体衰，肾元亏虚；生活安逸，多静少动；等等。最终导致膏脂停聚，痰浊瘀血内盛。其病机总属正虚邪实之证。正虚即脏腑气血虚衰，其重点在肝、脾、肾；邪实主要为痰浊、湿浊和瘀血。因此，治疗上多以扶正与祛邪并用。通过扶正，调整脏腑气血功能，以祛除过多的膏脂。

【方一】清利湿热方（郭士魁）

【出处】《名义方证真传》

【组成】葛根20克，川芎12克，菊花15克，生地黄15克，丹参12克，泽泻15克，决明子20克，陈皮10克，茯苓10克，忍冬藤20克，全瓜蒌30克。

【功用】清利湿热。

【主治】高脂血症，属湿热内蕴，浊气上扰者。

【方解】方用葛根、菊花、决明子清热；茯苓、泽泻利湿；配合全瓜蒌、陈皮、忍冬藤，导湿浊下行；丹参、川芎与生地黄合用，行气活血助泻热之功。

【药理】葛根素能明显降低血清胆固醇。川芎可减少胆固醇在肠道的吸收，加速胆固醇在体内的转化。菊花既可抑制胆固醇的合成，又能促进其分解，从而使血中胆固醇水平下降。丹参、泽泻降血脂，抗动脉粥样硬化。

【用法】水煎服。

【方二】通冠降脂汤（李辅仁）

【出处】《名义方证真传》

【组成】生黄芪20克，丹参20克，炒白术15克，生何首乌15克，生山楂15克，荷叶5克，泽泻15克，枸杞子10克，川芎10克，红花5克，决明子30克。

【功用】益气通痹，活血化瘀。

【主治】高脂血症、冠心病。胸闷、气短、腹胀、心烦、四肢作胀、腰腿酸痛等症。

【方解】方以黄芪、枸杞子、丹参、川芎、红花益气补肾，活血化瘀；生何首乌、决明子、泽泻、荷叶、生山楂、炒白术健脾降脂。全方能使血脉通畅，脾气健运，肾气充足，达到标本同治的疗效。

【药理】丹参降血脂，抗动脉粥样硬化。何首乌能减少肠道总胆固醇的吸收，阻止总胆固醇在肝内沉积，缓解动脉粥样硬化的形成。山楂通过抑制胆固醇的合成而发挥降血脂作用。泽泻通过干扰外源性胆固醇的吸收、酯化和影响内源性胆固醇的代谢降低胆固醇。枸杞子可降低大鼠血中胆固醇，对家兔实验性动脉粥样硬化形成有抑制趋势，能抑制脂质过氧化。

【用法】水煎服。

【方三】降脂通脉饮（邵念方）

【出处】《中华名医名方薪传·心血管病》

【组成】制何首乌、金樱子、决明子、生薏苡仁各30克，茵陈、泽泻各24克，生山楂18克，柴胡、郁金各12克，酒军6克。

【功用】滋阴降火，通脉泄浊。

【主治】高脂血症、冠心病，肝肾阴虚，痰瘀阻络者。症见胸痛心悸、头痛、不寐、多梦、纳少、便秘溲赤。舌红、苔白、脉弦细等。

【方解】方中用制何首乌、金樱子补肝肾固精气；泽泻、茵陈清利下焦湿热；以决明子、酒军润肠通便，导滞泄浊；生薏苡仁、生山楂健脾渗湿，消食导滞；更用柴胡、郁金行气解郁活血，斡旋阴阳。全方补而不腻，固而不涩，行而不散，共奏滋阴降火，行滞通脉，泄浊洁腑，降低血脂之效。

【药理】何首乌能减少肠道总胆固醇的吸收，阻止总胆固醇在肝内沉积，缓解动脉粥样硬化的形成。金樱子煎剂有降血脂作用。决明子能抑制血清胆固醇升高和主动脉粥样硬化斑块的形成。柴胡皂苷肌内注射能使实验性高脂血症动物的胆固醇、甘油三酯和磷脂水平降低。郁金有减轻高脂血症的作用，并能明显防止家兔主动脉、冠状动脉及其分支内膜斑块的形成。

【用法】每日1剂，用水500毫升文火煎至250毫升，分两次服，每两周为1个疗程。

【方四】激浊扬清滋阴方（傅宗翰）

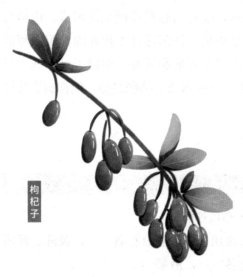

枸杞子

【出处】《中华名医名方薪传心血管病》

【组成】枸杞子15克，熟地黄15克，何首乌15克，桑寄生15克，黑芝麻10克，葛根20克，泽泻15克，山楂15克。

【功用】滋阴养肝，化浊生津。

【主治】高脂血症，阴虚浊泛者。症见血脂高，但形体瘦削，头晕耳鸣，口干腰酸，少寐健忘，舌红脉细。

【方解】方中枸杞子、熟地黄、何首乌、桑寄生、黑芝麻以补肾滋阴，养液益血；葛根、泽泻、山楂激浊扬清，升提清阳。

【药理】枸杞子可降低大鼠血中胆固醇。熟地黄抗脂质过氧化。何首乌的有效成分是磷脂、羟蒽醌类和均二苯化合物，其通过促进肠蠕动增加总胆固醇的排泄而减少其吸收。葛根素、泽泻能明显降低血清胆固醇。山楂通过抑制胆固醇的合成而发挥降血脂作用。

【用法】每日1剂，水煎服，每早晚两次服。

【按语】如出现阴虚阳亢之象或出现阴虚内热诸症，加珍珠母、罗布麻、决明子或加鳖甲、青蒿、白薇平肝清热。

【方五】归脾逍遥汤（王异凡）

【出处】《中华名医名方薪传心血管病》

【组成】党参15克，黄芪15克，白术10克，当归15克，甘草10克，远志10克，酸枣仁10克，木香10克，龙眼肉10克，柴胡10克，赤芍10克，茯苓10克，薄荷6克。

【功用】健脾养心，疏肝解郁。

【主治】高脂血症，肝郁不解、心脾两虚证者。症见头晕乏力、心悸、胁痛，腹中不时作痛，脉左寸关虚软。

【方解】本方为归脾汤、逍遥丸两方相合而成。其中归脾汤补脾养心，逍遥丸疏肝解郁，正虚得扶，气机舒展，而血脂自然得以降低。

【药理】当归水溶性成分阿魏酸能抑制肝脏合成胆固醇的限速酶，使肝脏内胆固醇合成减少，血浆胆固醇含量下降。柴胡皂苷肌内注射能使实验性高脂血症动物的胆固醇、甘油三酯和磷脂水平降低。

【用法】每日1剂，水煎服，分早晚两次服。

【方六】双降汤

【出处】《中国名医名方》

【组成】黄精20克，何首乌20克，山楂15克，菊花10克，决明子15克，丹参5克，桑寄生20克，豨莶草15克，泽泻20克。

【功用】补益肝肾，活血泄浊。

【主治】高脂血症、高血压，肝肾阴虚、痰浊阻滞证。

【方解】方用何首乌、黄精、桑寄生补肝肾固精气；配泽泻、豨莶草清利下焦湿浊；决明子、菊花平肝潜阳、平降冲逆；山楂健脾渗湿，消食导滞；更用丹参活血，与山楂相伍行气解郁活血，斡旋阴阳。诸药相伍，补中有行，补而不腻，固而不涩，行而不散，共奏补益肝肾，行滞通脉，泻浊洁腑，降脂降压之功效。

【药理】黄精煎剂可明显降低高脂血症家兔甘油三酯、β-脂蛋白和血胆固醇。何首乌、泽泻可改善脂质代谢，减少肠道胆固醇的吸收。山楂、菊花降压降血脂。决明子能显著降低血浆胆固醇和甘油三酯的含量。丹参降血脂，抗动脉粥样硬化。

【用法】水煎服，每日1剂。

1.9 急性肾小球肾炎

急性肾小球肾炎（简称"急性肾炎"）是由免疫反应而引起的弥漫性肾小球毛细血管内增生性损害，多由链球菌感染或其他细菌、病毒及寄生虫感染后引起。好发于学龄儿童及青少年，男多于女。其特点为急性起病，患者出现血尿、蛋白尿、水肿和高血压，并可伴有一过性氮质血症。本病大多预后良好。

急性肾炎一般属于中医"水肿"（阳水）、"尿血"等范畴。其发病机理，多因感受外邪，肺失宣肃，不能通调水道，风遏水阻，溢于肌肤而发水肿；湿热蕴结膀胱、灼伤血络而发尿血；脾失健运、肾气不固而现蛋白尿。病位在肺、脾、肾，累及膀胱、三焦。治疗上根据辨证，分别采用宣肺利尿、凉血止血、清热解毒、健脾利湿、收涩固精等方法。

【方一】坤草茅根汤（钟新渊）

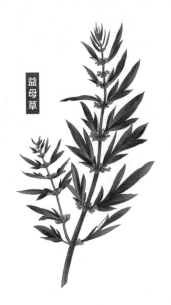

益母草

【出处】《名医名方录第四辑》

【组成】白茅根30克，白花蛇舌草30克，益母草（坤草）30克，车前草30克。

【功用】清热解毒，活血利水。

【主治】急性肾炎。

【方解】白茅根能"除瘀血、血闭、寒热，利小便"，与益母草"消水行血"为主导，辅以车前草通五淋，利小便，白花蛇舌草清热解毒。四药合方，集甘寒、辛微苦之味，俾利气机灵动，行而不伤正，奏澄本清源、邪去正安之功效。

【药理】白茅根能缓解肾血管痉挛，使肾滤过增加而产生利尿作用。白花蛇舌草能刺激网状内皮系统增生，促进抗体形成，使网状细胞、白细胞的吞噬能力增强，而达到抗菌消炎的目的。益母草可以改善肾脏微循环、改善细胞膜通透性，从而消除水肿、蛋白尿。车前草可抗菌消炎利尿，降低血肌酐水平。

【用法】上方分两次煎，合两煎药液浓缩约150毫升，分3次空腹服，日两次、夜1次。

【方二】宣肺靖水饮（张志坚）

【出处】《名医名方录第四辑》

【组成】荆芥10克，连翘15克，僵蚕10克，蝉蜕10克，生黄芪15克，防风10克，生白术10克，石苇30克，生地黄10克，炙鸡内金5克，生甘草3克。

【功用】宣肺祛风，扶正洁源。

【主治】急性肾炎。症见尿蛋白长期不消失，反复感冒，咽痛，面肢浮肿，舌苔薄，脉细或浮细。

【方解】本方用荆芥、连翘、僵蚕、蝉蜕宣肺祛风，散结破聚，开上焦而逐恋邪，宣肺气以净水源；石苇助肺肾之精气，上下相交，使水道行而小便利。方中合玉屏风散，旨在益气固卫以调整免疫功能；加生甘草、炙鸡内金，调和诸药，健脾助运；生地黄以滋养肾阴扶助下元。全方合奏宣肺祛风、扶正逐邪、洁源净水之功。

【药理】荆芥、防风、蝉蜕对于链球菌有抑制作用。连翘对金黄色葡萄球菌、溶血性链球菌、痢疾志贺菌、流感病毒、鼻病毒等多种病原微生物有抑制作用，还具有抗炎、利尿作用。石苇具有抗组织胺作用和利尿作用。黄芪能增强免疫功能，缓解肾小球血管痉挛，使肾血流量及滤过率增加。

【用法】每日1剂，头煎、二煎药液合并共约400毫升，分早晚两次于饭后1小时温服。症状缓解取得疗效后，可守原方隔日服1剂，或以上方剂量比例研末为丸，分早晚两次，于饭后各取6～9克吞服，以资巩固，以尿蛋白持续消失3月停药。

【方三】疏风利水汤（邹云翔）

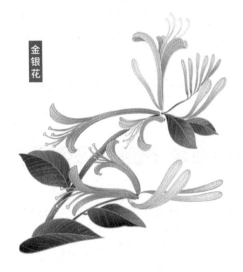

金银花

【出处】《中华当代名医妙方精华》

【组成】金银花、连翘、茯苓、玄参、石斛、六一散（滑石6份，甘草1份，共研细末混匀）各9克，薏苡仁12克，芦根30克，桃仁、红花各3克。

【功用】疏风清热，和络渗利。

【主治】急性肾炎。症见眼睑浮肿，精神萎靡，口干欲饮，脉细。

【方解】方中金银花、连翘疏风清热；桃仁、红花和血化瘀；薏苡仁、茯苓、六一散、芦根渗湿利水；玄参、石斛顾护阴津。上药合用，则能疏风清热，和络渗利。

【药理】金银花、连翘等清热解毒药有提高机体免疫功能，抗变态反应性炎症，改善肾脏血液循环，促进肾脏病理损害的修复和纤维蛋白的吸收作用。茯苓素具有和醛固酮及其拮抗剂相似的结构，其利水渗湿作用还与对机体水盐调节机制的影响有关。芦根对溶血性链球菌有抑制作用。桃仁、红花扩张血管，改善肾脏血液循环。

【用法】每日1剂，水煎分服。

【方四】芳化清利汤

【出处】《河北中医》

【组成】白花蛇舌草30克，连翘15克，黄芩10克，蝉蜕10克，牛蒡子20克，佩兰10克，苍术20克，薏苡仁30克，白茅根30克，益母草30克，萆薢20克，牛膝15克，陈皮6克。

【功用】清热利湿，祛风解毒。

【主治】急性肾炎，湿热证。

【方解】方中白花蛇舌草、连翘、黄芩、蝉蜕、牛蒡子清热解毒，宣利上焦肺气，盖肺主一身之气，气化则湿亦化；佩兰、薏苡仁、苍术、萆薢利湿热而健脾；益母草、白茅根、牛膝活血利水而益肾；陈皮芳香醒脾，疏利气机。全方清热利湿，祛风解毒、消散血结气聚。

【药理】药理研究证实，白花蛇舌草等清热解毒中药具有清除抗原、抑制抗体，抑制活性免疫细胞产生及抑制过敏介质的释放等作用；白花蛇舌草等还能刺激网状内皮系统增生，增强吞噬细胞功能。牛蒡子等可清除尿蛋白，抑制免疫复合物形成对肾脏的损害；益母草、牛膝等活血化瘀药物具有增加肾血流量，改善微循环，调节免疫功能，并有对抗自由基损伤作用。

【用法】水煎服，每日1剂。

【方五】麻黄连翘赤小豆加丹参汤

【出处】《湖北中医杂志》

【组成】麻黄4～9克，连翘8～15克，赤小豆15～25克，桑白皮9～12克，苦杏仁6～9克，生姜3～6克，益母草9～15克，大枣4～6枚，丹参9～15克。

【功用】清热解表，活血利水。

【主治】急性肾炎，湿热兼表证者。

【方解】方中麻黄宣肺利水消肿，苦杏仁降肺气；连翘清热解毒，与桑白皮合用泻肺行水；生姜既能助麻黄宣散水气，又可助苦杏仁降肺逆；大枣安中和中，赤小豆利水，两药合用可使脾肾功能渐复；益母草活血利水；丹参活血祛瘀。诸药合用，共奏疏风消肿利水之功。

【药理】现代药理研究证实，麻黄使肾血流增加而利尿。连翘抗菌、消炎利尿。桑白皮有利尿作用，可使动物尿量及钠、钾、氯化物排出量均增加。益母草可以改善肾脏微循环、改善细胞膜通透性，从而消除水肿、蛋白尿。丹参是氧自由基的强力清除剂，还有降血脂、降压、强心、抗炎、抑菌等作用。

【用法】每日1剂，水煎服，分早晚两次口服。

1.10 慢性肾小球肾炎

慢性肾小球肾炎简称慢性肾炎，本病为多因素导致的慢性、进行性肾损害。临床表现有水肿、高血压、贫血、蛋白尿、血尿及肾功能下降，至晚期，由于肾小球大部分被破坏导致肾功能衰竭。仅有少数慢性肾炎是由急性肾炎发展所致，绝大多数慢性肾炎的确切病因尚不清楚，起病即属慢性。起始因素多为免疫介导炎症。本病可发生于任何年龄，但以青中年为主，男性多见。

慢性肾小球肾炎属中医"水肿"（阴水）、"虚劳""腰痛"等范畴。病机主要是肺、脾、肾的虚损，气血、阴阳的失调。肺脾肾亏虚，气化不利，水湿内泛；久病入络，气滞血瘀；瘀血、水湿相互转化，互为因果，致病势缠绵，经久不愈。病变由虚致实，因实更虚，虚实夹杂。治疗上常应用益气、温阳、育阴、活血、健脾、益肾、固涩诸法，以利水消肿，固摄精微，扶正祛邪。

【方一】资肾益气汤（盛国荣）

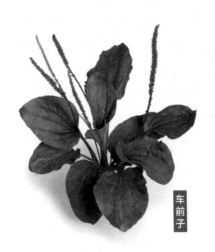

车前子

【出处】《中华当代名医妙方精华》

【组成】生晒参10克（药汤炖），黄芪30克，车前子20克，茯苓皮30克，杜仲20克，地骨皮15克，泽泻15克。

【功用】扶正祛邪，益气养阴。

【主治】慢性肾炎属气阴两虚者。

【方解】方用生晒参、黄芪补气益血；茯苓皮、车前子、泽泻渗湿利尿；杜仲补肝肾；地骨皮凉而不峻，气轻而清，去浮游之邪。本方补而不滞，利而不伐，气阴正常而邪自去。

【药理】人参对免疫功能有明显的促进作用，可改善血液流变学，防止动脉粥样硬化，并对急慢性炎症均有显著抑制作用。黄芪能增强免疫功能，缓解肾小球血管痉挛，使肾血流量及滤过率增加。杜仲对狗、大小鼠均有利尿作用，还有增强机体免疫功能。泽泻利尿，可使尿中钠、钾、氯及尿素的排泄量增加。

【用法】水400毫升，先浸药10分钟，煎20分钟，去药渣，将汤炖生晒参10分钟，分两次服。

【方二】益气化瘀补肾汤（朱良春）

【出处】《中华当代名医妙方精华》

【组成】生黄芪30克，淫羊藿20克，石苇15克，熟附子10克，川芎10克，红花10克，全当归10克，川续断10克，怀牛膝10克。

【功用】益气化瘀，温阳利水，补肾培本。

【主治】慢性肾炎日久，肾气亏虚，络脉瘀滞，气化不行，水湿潴留。肾功损害，缠绵不愈者。

【方解】方中生黄芪益气培本利水；淫羊藿补肾阳、祛风湿；熟附子补阳益火，温中焦，暖下元；石苇利尿通淋；川芎活血理气；红花活血、破瘀生新；当归补血活血，且有利尿之效；川续断、怀牛膝补益肝肾；益母草活血利水消肿。

【药理】黄芪能增强免疫功能，缓解肾小球血管痉挛，使肾血流量及滤过率增加。附子，淫羊藿具有肾上腺皮质激素样作用。石苇能消除肾小球病变。红花降低血压。益母草用大剂量时，能消除尿蛋白。

【用法】本方须用益母草90～120克，煎汤代水煎药。

【方三】健脾温运汤（邹云翔）

【出处】《中华当代名医妙方精华》

【组成】党参、山药、茯苓、薏苡仁、川椒、当归、白芍、神曲各9克，干姜、法半夏、陈皮各6克，鸡内金3克，大枣5枚。

【功用】健脾化湿，温中助运。

【主治】慢性肾炎。症见腰酸，神疲乏力，脘痛纳少，恶心欲吐，口多黏涎，苔白腻，脉细。

【方解】方中党参、山药、鸡内金，神曲健脾益气；茯苓、薏苡仁淡渗利湿；当归、白芍养血柔肝；川椒、干姜、法半夏、陈皮温中运脾，使脾胃功能健旺，水肿得消。

【药理】党参、山药调节机体免疫功能。茯苓素具有和醛固酮及其拮抗剂相似的结构，调节机体水盐代谢。薏苡仁可增强体液免疫，促进抗体产生。白芍增强免疫、扩张血管、降低血压。半夏促进胃肠运动、止呕。陈皮促进消化液分泌和排除肠内积气。

【用法】每日1剂，水煎分服。

【方四】加减参苓白术散（邓铁涛）

【出处】《中华当代名医妙方精华》

【组成】党参、薏苡仁各15克，黄芪20克，茯苓皮25克，白术、山药、牛膝、猪苓、桂枝各12克，甘草4克。

【功用】健脾化湿利水。

【主治】慢性肾炎，脾虚湿阻证。症见面色㿠白，或面色萎黄不华，身重倦怠，胸闷纳呆，气短自汗，大便时溏，小便短少，舌边有齿印，苔白腻，脉缓弱。

【方解】方用黄芪、党参、山药健脾益气；茯苓皮、白术、猪苓、薏苡仁健脾渗湿消肿；甘草调中和胃；桂枝温阳化气；牛膝引水下行。群药相伍，能健脾化湿利水。

【药理】黄芪、党参、山药、薏苡仁调节机体免疫。茯苓调节机体水盐代谢。白术有明显而持久的利尿作用。猪苓抑制肾小管对电解质和水的重吸收，从而发挥利尿作用。牛膝提取物有降压及利尿作用。

【用法】每日1剂，水煎分服。

【方五】蛋白宁汤

【出处】《实用中医内科杂志》

【组成】生黄芪30克，芡实30克，茯苓15克，金樱子15克，黄精15克，百合15克。

【功用】健脾补肾，固摄精微。

【主治】慢性肾炎，蛋白尿长期不退者。

【方解】方中生黄芪、茯苓健脾益气，助统摄精微；黄精补肾，助封藏精微；芡实、金樱子涩精止遗，直接治疗尿蛋白下泄；百合养阴清心。

【药理】现代药理研究证实百合对尿蛋白有治疗作用。黄芪、黄精有提高机体免疫力的作用。

【用法】每日1剂，水煎两次混合后分3次服。

1.11 风湿性关节炎

风湿性关节炎是风湿热的临床表现之一，多见于青少年。风湿热是一种与A族乙型溶血性链球菌感染有关的自身免疫性疾病，病变主要累及心脏、关节、皮下组织。风湿性关节炎呈游走性，受累关节常为大关节，尤其是膝、踝、肘和腕关节。典型表现为红、肿、热、痛、压痛和活动受限。炎症消退后，关节功能完全恢复而很少出现关节畸形。

本病属中医"痹证"范畴，系由先天不足或后天失养，致正气不足，卫外不固，风、寒、湿、热外邪侵袭人体，或壅滞于经，或郁塞于络，气血凝滞，脉络痹阻而成。治疗以祛邪为主，兼以扶正。

【方一】清热宣痹汤（张沛虬）

【出处】《名医名方录第四辑》

【组成】生石膏30克，知母10克，生甘草5克，桂枝10克，防己15克，忍冬藤30克，天花粉30克，威灵仙30克，豨莶草15克，黄柏12克。

【功用】清热通络，宣痹胜湿。

【主治】风湿性关节炎急性期（热痹），症见高热，关节肿痛，口渴，苔白腻或黄腻。

【**方解**】本方由仲景白虎加桂枝汤化裁而成。方中生石膏、知母清泄肌热；忍冬藤、豨莶草、威灵仙、防己、黄柏清热宣痹，舒筋通络；桂枝辛温，在大队寒药中，能增强该方祛风湿通经络的效果。天花粉、生甘草清热生津，调和诸药。共奏清热通络、宣痹胜湿的作用。

【**药理**】白虎汤有显著解热作用，并可抗感染。桂枝有明显的抗炎、抗过敏作用，桂枝总挥发油对急性炎症有明显的抑制作用，对过敏性炎症模型大鼠佐剂型关节炎有抑制作用。防己有抗炎作用，能明显减轻甲醛性关节炎大鼠的踝关节肿胀程度；还有抗过敏和免疫抑制作用。

【**用法**】上药中先煎石膏，约半小时后，将其余药物一起兑入，再煎半小时取服，每剂煎两次，日服1剂，分两次温服。如病情严重，可日服两剂，分4次服用。

【方二】五桑四藤防己汤（魏长春）

【**出处**】《名医方证真传》

【**组成**】桑叶10克，桑白皮10克，桑枝15克，桑葚12克，桑寄生10克，钩藤10克，鸡血藤15克，忍冬藤15克，天仙藤15克，防己10克。

【**功用**】清热除湿，舒筋活络。

【**主治**】本方适用于风湿性关节炎，属阴虚血热或久服辛燥走窜之品致阴液亏虚者。症见风湿性痹痛，骨节酸楚，脉弦细，舌苔白滑。

【**方解**】本方以五桑为主，四藤及防己为辅。方中桑寄生补肾健腰；桑葚补肝肾、养气血；桑枝祛风湿、利关节；桑白皮清热利湿；桑叶疏风散热；鸡血藤活血养血，通痹止痛；忍冬藤清热祛风；钩藤平肝熄风舒筋；天仙藤疏通气血、利湿蠲痹；防己治关节肿痛。十味合用，具挟正达邪，驱除风湿，舒筋活络，调和气血之功。

【**药理**】桑叶煎剂体外实验对金黄色葡萄球菌、乙型溶血性链球菌等多种致病菌有抑制作用。桑白皮有镇痛作用。忍冬藤、鸡血藤具有抗炎作用。防己有抗炎作用，能明显减轻甲醛性关节炎大鼠的踝关节肿胀程度；还有抗过敏和免疫抑制作用。

【**用法**】每日1剂，水煎分服。

【方三】独活寄生汤

【出处】《中华中西医学杂志》

【组成】独活15克，桑寄生40克，秦艽15克，防风15克，细辛3克（后下），川芎15克，当归15克，熟地黄20克，白芍40克，桂枝20克，茯苓15克，杜仲15克，川牛膝20克，党参20克，甘草10克。

【功用】祛风除湿，散寒止痛，扶正祛邪。

【主治】慢性风湿性关节炎，表现为肌肉、关节酸痛、麻木、重着、屈伸不利，每遇潮湿或气候变化疼痛加重，舌质淡红，苔薄白，脉弦。

【方解】方中独活长于祛下焦风寒湿邪，蠲痹止痛，为君药；防风、秦艽祛风散湿，桂枝温经散寒，通利血脉，细辛祛寒止痛为臣药；佐以桑寄生、川牛膝、杜仲补益肝肾，强壮筋骨；当归、白芍、熟地黄、川芎养血活血；党参、茯苓、甘草补气健脾，扶助正气均为佐药；甘草调和诸药，又为使药。本方特点以祛风散寒除湿为主，辅以补肝肾，益气血之品。攻补兼顾，祛邪扶正，扶正不碍邪。

【药理】药理研究显示，独活寄生汤有抗炎作用，对角叉菜胶和甲醛所致足跖肿胀有抑制作用；还可以镇痛，调节机体免疫功能，提高单核巨噬细胞吞噬功能。

【用法】水煎早晚温服，疗程15～30日。

【方四】身痛逐瘀汤

【出处】《现代中医药》

【组成】当归30克，川芎15克，红花9克，桃仁9克，五灵脂9克，威灵仙15克，秦艽15克，羌活12克，川牛膝12克，香附12克，地龙15克，乳香9克，没药9克，甘草6克。

【功用】活血通络，逐瘀止痛。

【主治】风湿性关节炎，瘀血阻络者。症见关节刺痛难忍，伴有麻木感，屈伸不利，舌质暗兼有瘀点，脉涩而沉。

【方解】方中当归、川芎、红花、桃仁活血逐瘀；五灵脂、乳香、没药消肿止痛，活血逐瘀；地龙、川牛膝、秦艽、羌活、威灵仙祛风除湿，通络止痛；甘草调和诸药。

【药理】秦艽具有抗炎作用，所含秦艽碱甲可抑制大鼠甲醛性及蛋清性关节肿和足肿；并有抗过敏和镇痛作用。牛膝可提高机体免疫功能，激活小鼠巨噬细胞对细菌的吞噬能力以及扩张血管，改善循环，促进炎性病变吸收等，以发挥抗炎消肿作用。羌活对多种实验性足肿胀有明显抑制作用，并能促进佐剂型关节炎模型动物全血白细胞吞噬功能。

【用法】水煎每日1剂，每次服250毫升，早晚各服1次，10剂为一个疗程。

1.12 病毒性肝炎

病毒性肝炎是由肝炎病毒引起的急性传染病，目前可分为甲、乙、丙、丁、戊五型，传染性较强，传播途径复杂，发病率较高，乙、丙、丁三型易演变成慢性，或发展为肝硬化并有发生肝细胞癌的可能。

病毒性肝炎属于中医"黄疸""胁痛""郁证""癥积聚"等范畴。

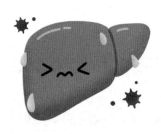

中医学认为本病多因脾湿内郁复感湿热疫邪所致。多因平素饮食不节，过食油腻或嗜好饮酒，损伤脾胃，以致脾胃运化功能失常，湿浊内生，郁而化热；加上外感湿热痰邪，蕴结脾胃，内外合邪，上而宣散不畅，下而利泄不及，湿热交阻，脾湿肝郁而发病。

【方一】茵陈散

【出处】《单验方选》

【组成】茵陈120克，鸡蛋2个，苞谷面30克。

【功用】利胆消炎，健脾开胃。

【主治】急性黄疸型肝炎。

【方解】茵陈清热利湿，利胆消炎，苞谷面、鸡蛋健脾开胃。

【药理】现代药理研究发现，茵陈有保肝、解热、降压、抗病毒的作用。

【用法】每次用15克茵陈面和鸡蛋、苞谷面蒸吃。

【方二】麻连汤

【出处】《黑龙江中医药》

【组成】净麻黄5克，连翘、杏仁各6克，赤小豆30克，桑皮、甘草各6克，茵陈15克，鲜生姜3片，大枣6枚。

【功用】健脾和胃，清热利湿。

【主治】急性黄疸性肝炎。

【方解】麻黄、连翘、杏仁、赤小豆、桑皮宣肺利湿，茵陈清热利湿退黄，鲜生姜、大枣、甘草益气健脾，共收健脾和胃，清热利湿之功。

【药理】现代药理研究发现，麻连汤具有保肝、解热、抗病毒的作用。

【用法】水煎服，每日1剂。

【方三】苦白汤

【出处】《江西中医药》

【组成】苦参12克，炒苍术、炒白术各9克，白芍12克，木香9克，制香附9克，茵陈15克，当归12克，山楂15克，佛手9克，泽兰9克，生牡蛎15克，王不留行12克。

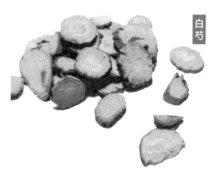
白芍

【功用】疏肝活血，健脾和胃。

【主治】慢性肝炎，证属肝滞血瘀，脾失键运型。

【方解】木香、制香附、茵陈、佛手、山楂疏肝和胃，苦参、炒苍术、炒白术祛湿，当归、白芍、泽兰、生牡蛎、王不留行活血化瘀，诸药合用，共收疏肝活血，健脾和胃之功。

【药理】现代药理研究发现，苦白汤具有抗病毒保肝、抗肝纤维化的作用。

【用法】水煎服，每日1剂。

【按语】此为关幼波教授验方。

【方四】柴芩汤

【出处】《江西中医药》

【组成】柴胡9克，黄芩12克，白芍9克，三棱9克，甘草9克，鳖甲15克，丹参18克，佛手9克，郁金9克，法半夏9克，太子参9克，生姜3片。

【功用】疏肝清热，益气活血。

【主治】慢性肝炎，转氨酶长期不降者。

【方解】方中以柴胡、佛手、法半夏、郁金行气疏肝，黄芩清热，三棱、丹参、白芍活血养血，太子参益气养阴，诸药合用，共收疏肝清热，益气活血之功。

【药理】现代药理研究发现，柴芩汤具有保肝降酶的作用。

【用法】水煎服，每日1剂。

【按语】此为步玉如名老中医验方。

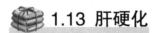

1.13 肝硬化

肝硬化是常见的慢性肝病，由各种病因长期损害肝脏，引起肝脏慢性、进行性、弥漫性纤维性病变。其以肝组织弥漫性纤维化、假小叶和再生结节形成为特征。临床上分为肝功能代偿期和失代偿期。代偿期症状轻，主要表现为乏力、食欲减退、腹胀不适、上腹隐痛、轻微腹泻、肝脾轻度肿大等。失代偿期症状显著，主要为肝功能减退和门静脉高压症两大类临床表现，可见脾大、腹水、肝脏硬、出血、贫血等。晚期常出现消化道出血、肝性脑病、继发感染等严重并发症。

肝硬化属中医的"积聚""臌胀"等范畴，在代偿期多属"积聚"，失代偿期多属"臌胀"。积聚的发生主要关系到肝、脾两脏；气滞、血瘀、痰结是形成积聚的主要病理变化。臌胀的病机重点为肝脾肾三脏功能失调，气滞、瘀血、水饮互结于腹中。治疗时，根据疾病不同阶段，在辨别虚实的基础上，灵活采用攻法和补法，或以攻邪为主，或以扶正为主，或攻补兼施。

【方一】软肝煎（邓铁涛经验方）

【出处】《中国名老专家学术经验集》

【组成】太子参30克，白术15克，茯苓15克，川草薢10克，楮实子12克，菟丝子12克，鳖甲（先煎）30克，土鳖虫（研末冲服）3克，丹参18克，甘草6克。

【功用】健脾护肝，化瘀软坚。

【主治】早期肝硬化。

【方解】本方取四君子汤补脾气，健运脾阳以"实脾"；用川草薢入肝胃两经升清降浊；加楮实子、菟丝子、鳖甲以养肝肾。病已及血分，故用土鳖虫、丹参以祛瘀活血。

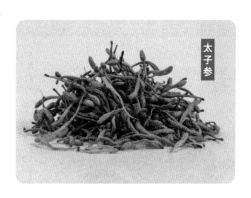
太子参

【药理】四君子汤具有增强免疫、护肝作用；并可促进代谢，提高小鼠肝糖原的含量。鳖甲能抑制肝脾结缔组织增生，提高血浆白蛋白水平。丹参可改善肝脏微循环，且能清除自由基，保护肝细胞。

【用法】水煎服，每剂药煎两次，每日两服。

【方二】消水丹（李昌源经验方）

【出处】《当代名老中医临证萃（第一册）》

【组成】甘遂10克，枳实15克，沉香10克，琥珀10克，麝香0.15克。

【功用】行气利水。

【主治】肝硬化腹水。症见胁下痞块胀痛，腹胀，小便短少，大便秘结。

【方解】本方以甘遂泻腹水而破瘀血为主；辅以枳实破结气而逐停水；沉香降逆气而暖脾肾；佐琥珀利小便而通经络；麝香通诸窍而活血滞。将上药装入胶囊，枣汤送服，其旨在顾护脾胃，免伤正气。诸药合用，气滞散则腹水消，气血脏腑可望恢复。

【药理】枳实理气消胀的功效与其增强小肠电活动的效应、兴奋胃肠平滑肌等药理作用有关。沉香所含挥发油有促进消化液分泌及胆汁分泌等作用。

【用法】将上药共研细末，装空心胶囊，每次4粒，隔日1次，兑大枣汤空心平旦吞服。

【方三】丹金强肝散（杜雨茂经验方）

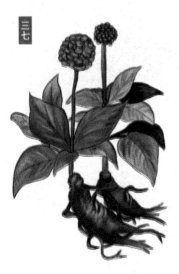

三七

【出处】《中国名医名方》

【组成】丹参30克，郁金15克，三七12克，鸡内金15克，党参24克，茯苓30克，青黛12克。

【功用】清热活血，健脾益气。

【主治】早期肝硬化，属于正气方虚，湿热毒邪留恋及气血凝滞者。症见面色黧黑微黄似熏，唇紫，面肢轻度浮肿，右胁下隐痛不舒，腹胀不思食，小便黄而不利，脉细弦，舌淡红不鲜，苔白。

【方解】丹参活血养血，善消积聚，解毒止痛；郁金辛苦且凉，既能凉血破瘀，又可行气解郁，清热止痛；三七化瘀生新，止血止痛；青黛清热解毒，凉血泻肝。此四味药俱可入肝，使气行瘀散，热清毒解，痛消而正安，为本方之主药。党参、茯苓、鸡内金甘平而淡，益气健脾，消利湿热，消积开胃，以之为佐，寓有见肝之病当先实脾之意。诸药合用，可使湿热、毒瘀俱祛，脾气健旺，化源充沛，肝复滋荣，以达肝强健脾之目的。

【药理】据近代药理研究，丹参、三七、青黛有抗菌及抗病毒作用，单味丹参又有消肝脾肿大之功。茯苓可促进实验性肝硬变动物肝脏胶原蛋白降解，使肝内纤维组织重吸收。

【用法】共为细粉，每日2～3次，每次服3克，开水冲服。

1.14 痢疾

痢疾是指以腹部疼痛、里急后重、下赤白脓血便为主症的肠道传染性疾病，多发于夏秋季节，冬春两季也可见到。现代医学认为本病是由痢疾志贺菌所引起的急性肠道传染病，称为细菌性痢疾，简称菌痢。主要通过患者或带菌者的粪便污染水、食物和手传播，苍蝇来去于粪便、饮食之间，对散播菌痢也起着重要作用。

中医学认为本病的发生主要由于感受夏秋季节湿热之邪，湿热侵入肠胃，或饮食生冷不洁之物，积滞肠中，或脾胃素虚，大肠功能虚弱，使得风寒暑湿之邪乘虚而入，以上因素作用于肠间使大肠功能受损，传导功能失常，从而出现一系列消化道症状。

【方一】单味夏枯草

【出处】《浙江中医杂志》

【组成】夏枯草60克。

【功用】清热利湿，消炎杀菌。

【主治】痢疾。

【方解】本方以大剂量夏枯草清热利湿，消炎杀菌止痢。

【药理】现代药理研究发现，夏枯草具有消炎杀菌的作用。

【用法】水煎服，每日1剂，分4次口服，7日为1个疗程。

【方二】马鞭龙芽草饮

【出处】《浙江中医杂志》

【组成】马鞭草、仙鹤草（龙芽草）各900克，海蚌含珠600克，大蒜120克。

【功用】清热利湿，解毒杀菌。

【主治】痢疾。

【方解】本方以马鞭草、仙鹤草清热利湿，海蚌含珠、大蒜解毒杀菌，共奏止痢之功。

【药理】现代药理研究发现，马鞭仙鹤草饮具有消炎杀菌的作用。

【用法】将上药洗净，置锅内，加水10 000毫升，煎至600毫升，去滓，浓缩至4 400毫升，酌加食糖适量调味。

【方三】椿根皮口服液

【出处】《上海中医药杂志》

【组成】椿根皮1 000克。

【功用】清热利湿，杀菌止痢。

【主治】细菌性痢疾。

【方解】本方用大剂量椿根皮清热利湿，以奏止痢之功。

【药理】现代药理研究发现，椿根皮口服液具有消炎杀菌的作用，对金黄色葡萄球菌、肺炎链球菌、伤寒沙门菌、甲型副伤寒沙门菌、费氏痢疾志贺菌、铜绿假单胞菌及大肠埃希菌有抑制作用。

【用法】将上药加温水5 000毫升，温浸半小时后，加热煮沸1小时，过滤，滤液贮瓶保存，残渣再加水2～3倍，煮沸40分钟，过滤后与前滤液合并，蒸发浓缩至1 000毫升，再加入0.25%苯甲酸钠液适量以防腐。每日3次，每次10毫升，极量不超过15毫升。

【方四】全苍耳液

【出处】《河南中医》

【组成】全苍耳（鲜品，根叶茎俱全）20～30克，白糖10克。

【功用】清热解毒，活血消炎。

【主治】细菌性痢疾。

【方解】本方用大剂量苍耳液清热解毒，活血消炎，以奏止痢之功。

【药理】现代药理研究发现，全苍耳液具有抗病毒、抗过敏以及调节免疫功能的作用。

【用法】水煎服，每日1剂，分3次服。

1.15 糖尿病

糖尿病是多种原因引起的糖、脂肪代谢紊乱所致多系统、多脏器功能损害的综合征，为常见的终身性病。糖尿病属中医学中"消渴"证范畴。近年来发现，降糖类西药能促进心、脑血管并发症的发生。因此中医中药治疗本病，具有广阔的前景。

【方一】消渴方

【出处】《广西中医药》

【组成】茯苓10克，天花粉12克，苍术9克，玄参9克，三颗针5克，萆薢10克，党参10克，熟地黄10克，石斛9克，蛇床子5克，覆盆子10克，山药12克，生石膏100克。

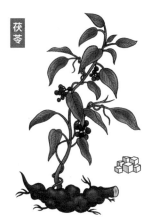

【功用】益气养阴，清热祛湿。

【主治】糖尿病。

【方解】茯苓、党参、山药、熟地黄、覆盆子补肾健脾；天花粉、石斛、玄参、生石膏养阴润燥，苍术、三颗针、萆薢、蛇床子、清热燥湿，利尿通淋。全方补中寓清，尤适用于阴虚兼有热象者。

【用法】水煎服，每日1剂。

【方二】三消汤

【出处】《湖中医杂志》

【组成】花粉、葛根、生地黄、玄参、丹参、山药各15～30克，生石膏、黄芪各15～50克，苍术、黄柏、知母、泽泻、麦冬、五味子各10～20克。

【功用】清热养阴，三消并治。

【主治】糖尿病。

【方解】方名为"三消汤"，顾名思义，上、中、下三消同治，玄参、生石膏、五味子偏上消；花粉，葛根，麦冬、苍术偏中消；黄柏、知母、泽泻、生地黄、山药、黄芪、丹参偏下消，三消中又偏重于下消，为消渴病常用方剂。

【用法】每日1剂，水煎两次，分3次饭前1小时服，15日为1个疗程，一般2～6个疗程即可控制病情，继续巩固1～2个疗程，采用2～3日服1剂的方法递减，逐渐停药。

【按语】气阴两虚型重用黄芪、山药，酌加黄精、太子参、人参；血糖下降缓慢重用苍术、玄参，加黄连、玉竹、乌梅；轻度酮症可加黄芩、黄连。

1.16 白血病

白血病是一种造血系统的恶性肿瘤，其特征是骨髓、淋巴结等造血系统中一种或多种细胞成分发生恶性肿瘤，并浸润体内各脏器组织，导致正常造血细胞受抑制，造血功能衰竭，产生贫血、出血、感染及白血病细胞浸润的各种症状。该病属中医学"血证""虚劳""积聚"等范畴。本病以虚为主，虚实夹杂。虚为肝肾阴虚，气血亏少；实为邪毒内蕴，血瘀痰凝。

【方一】青黄散方

【出处】《中西医结合杂志》

【组成】青黛、雄黄二者按照9:1比例研细末后混匀装胶囊。

【功用】解毒化瘀,凉血消积。

【主治】慢性粒细胞性白血病。

【方解】方中青黛消肿散瘀,凉血解毒;雄黄解百毒,消积聚,化腹中瘀血。

【药理】青黛:醇浸液（0.5克／毫升）在体外对炭疽杆菌、肺炎克雷伯菌、痢疾志贺菌、霍乱弧菌、金黄色和白色葡萄球菌皆有抑制作用。雄黄:抗菌作用雄黄水浸剂（1:2）在试管内对多种皮肤真菌有不同程度的抑制作用。

【用法】诱导缓解剂量每日6～14克,分3次饭后服;维持缓解剂量每日3～6克,分2～3次饭后服。

【按语】本方治疗发生疗效快,副作用较轻,未见骨髓抑制。但治疗缓解后不宜立即停药,以免病情复发。

【方二】消毒化血丸

【出处】《中国现代名医验方荟海》

【组成】乳香60克,没药60克,雄精30克。

【功用】化瘀消肿。

【主治】急性、亚急性、慢性白血病,有肝、脾、淋巴结和其他部位浸润者。

【方解】雄精（雄黄之上品）可化血为水,乳香、没药既能消肿止痛、又能化瘀止血,三药合用,全在化瘀消肿。

【药理】乳香:能促进心血管功能,使动物血细胞压积比明显降低,改善血液循环,有抗癌作用。没药:水浸剂（1:2）在试管内对堇色毛癣菌、同心性毛癣菌、许兰氏黄癣菌等多种致病真菌有不同程度的抑制作用。

【用法】乳香、没药去油,三药各研极细末,和匀以米饭适量捣和为丸,如莱菔子大小,晒干,收贮备用。每日1～3次,每次1～3g,开水送服。

【按语】由于雄精有毒，连服30～50日，可有瘙痒、皮疹、低热、口渴、头痛等副作用，应即停服。一般不能连续服药3周以上。孕妇以及有心、肝、肾器质性损害者忌用。

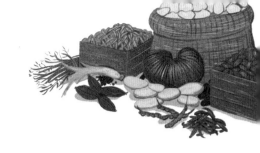

第2章 外科疾病

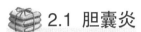 2.1 胆囊炎

胆囊炎可分为急性和慢性两种类型，常与胆石症合并存在，发病率较高。临床表现为右上腹剧痛或绞痛，多见于结石或寄生虫嵌顿梗阻胆囊颈部所致的急性胆囊炎，疼痛多突然剧烈发作。胆囊管非梗阻性急性胆囊炎时，右上腹疼痛一般不剧烈，多为持续性胀痛，随着炎症的进展，疼痛亦可加重，呈放射性，常见的放射部位是右肩部、右肩胛骨下角等处。

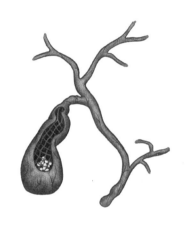

【方一】利胆行气汤

【出处】《实用外科手册》

【组成】枳壳10克，香附10克，延胡索12克，广木香10克，郁金10克，柴胡10克，黄芩10克，白芍12克，大黄9克，半夏9克。

【功用】疏肝解郁，行气止痛。

【主治】右上腹胀痛、隐痛，可向右肩背部放射，伴口苦、食欲减退、或恶心呕吐，无明显寒热及黄疸。

【用法】水煎服，每日1剂。

【方二】大柴胡汤加减

【出处】《金匮要略》

【组成】柴胡、生姜各12克，黄芩、白芍、半夏、枳实各9克，大黄6克，大枣10克。

【功用】疏肝利胆，清热利湿。

【主治】右上腹持续性胀痛、胸腹痞满，黄疸，恶寒发热，恶心呕吐，小便黄，大便结。

【方解】本方由小柴胡汤去人参、甘草，加大黄、枳实、白芍而成，是治少阳病不解，邪气初入阳明，微成腑实之方。故仍以和解少阳为主，轻泻热结为次。方中主药柴胡、黄芩和解少阳，祛半表半里之邪；辅以大黄、枳实内泻热结，行气消痞，除阳明微实；佐以白芍助柴胡、黄芩清肝胆之热，白芍伍大黄，解腹中实痛，半夏、生姜和胃止呕；使以大枣益气和中，伍白芍以防热邪入里伤阴，亦可缓和枳实、大黄泻下伤阴之弊；生姜、大枣调和营卫。诸药相伍，共奏和解少阳，内泻热结之功效。

【药理】解热，消炎，镇静，镇痛，镇吐，泻下，保肝，利胆，排石。其中柴胡解热，抗炎，镇痛，抗流感、牛痘病毒，抑制结核分枝杆菌及钩端螺旋体；黄芩所含黄芩苷、黄芩素具有显著解热作用，抗流感病毒和多种球菌、杆菌；大黄中所含番泻苷俱泻下作用，促进胆汁分泌，增加胆红素和胆汁酸，抗多种球菌、杆菌、真菌和病毒；枳实加强肠蠕动，以排泄积气；生姜、半夏善于镇吐，祛痰；白芍调整胃肠平滑肌运动，以解痉镇痛，抗菌，消炎；大枣具抗过敏作用。

【用法】水煎服，每日1剂。

【方三】龙胆泻肝汤加减

【出处】《医方集解》

【组成】龙胆草10克，黄芩10克，栀子12克，生地黄12克，柴胡10克，车前草15克，黄连10克，大黄12克，木通12克，泽泻12克，当归12克。

【功用】疏肝利胆，清热泻火。

【主治】右上腹持续性胀痛，痛而拒按，或可触及肿大的胆囊，壮热不退，口苦心烦，小便短赤，大便燥结。

【方解】方中主药龙胆草大苦大寒，既泻肝胆实火，又清肝胆湿热；辅以黄芩、栀子苦寒泻火，助龙胆草之力。柴胡疏畅肝胆，助龙胆草清热泻火；佐以泽泻、木通、车前草渗利水湿，使湿邪从小便而出。当归、生地黄滋阴养血，以防苦寒药化燥伤阴；使以甘草调药和中，防苦寒伤胃。诸药合用，共收泻肝胆实火，清下焦湿热之功效。全方具泻中有补，清中有养，降中寓升，祛邪不伤正，泻火不伐胃的配伍特点。

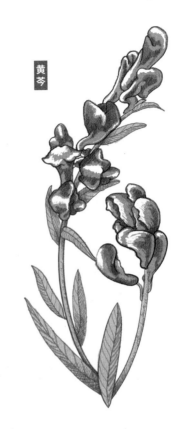

黄芩

【药理】解热，抗炎，抑菌，利尿，利胆，保肝，降压，镇静，健胃。其中龙胆草健胃，抗菌，促炎症细胞吞噬功能，保肝，利尿；柴胡镇静，镇痛，解热，抗炎，利胆，增强免疫力，抗病毒；黄芩、栀子抗菌，解热，消炎；当归抗炎，镇痛，降低血小板聚集；生地黄保肝，防止肝糖原减少，抗炎，利尿；泽泻、木通、车前草利尿；甘草所含甘草酸和甘草次酸，具有保泰松样的抗炎作用。

【用法】水煎服，每日1剂。

2.2 胆石症

胆石症又称胆结石，是指胆道系统包括胆囊或胆管内发生结石的疾病。按发病部位可以分为胆囊结石和胆管结石。

【方一】

【出处】流传民间和医界

【组成】绿茶1克，金钱草10克。

【主治】胆结石。

【用法】沸水冲泡，加盖，5分钟可饮，每日饮服，可反复冲泡至淡而无味为止。

【方二】绿茶

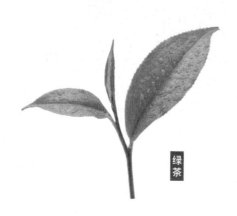

绿茶

【出处】流传民间和医界

【组成】绿茶适量。

【主治】胆结石。

【用法】晒干研末，沸开水冲，趁热连茶末一起饮下，每日晨起空腹和睡前各饮一次，其他时间随时可服，初服时每次2茶匙，每日服6次，约两年后，改为每次1茶匙，每日4次。

【方三】

【组成】柴胡10克，白芍15克，枳壳15克，甘草10克，当归10克，金钱草30克，茵陈15克，厚朴10克，大黄10克，川楝子10克，郁金10克，延胡索10克，党参15克。

【功用】利胆疏肝，消炎止痛，逐瘀排石。

【主治】肝胆结石及急慢性胆囊炎。

【用法】水煎服，每日3次。

【方四】胆石症急性发作验方

【出处】流传民间和医界

【组成】柴胡12克，制半夏10克，黄芩10克，炒枳壳10克，炙大黄10克，赤芍15克，金钱草30克，海金沙（包）15克，鸡内金10克，广郁金10克。

【主治】胆石症急性发作。

【用法】将上述药加水淹没药物3厘米许，浸泡15分钟，先用武火烧开再继续用文火煎20分钟，取汁分早晚两次，饭后温服。

【方五】金钱草膏

【组成】四川大叶金钱草30克，茵陈、芦根、蒲公英、乌梅各15克，柴胡、白芍、牡丹皮、郁金、木香、香附、陈皮各5克。

【主治】胆石症。

【用法】以上诸药水煎去渣，浓缩，每5千克药熬成1.5千克，加蜂蜜适量。

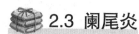 ## 2.3 阑尾炎

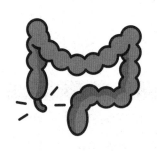

阑尾炎是指阑尾的化脓性疾病，但有急慢性之分。若有下腹固定压痛对急性阑尾炎具有重要诊断意义；若是慢性阑尾炎则多有急性阑尾炎史，仅有右下腹不适感或隐痛，可因活动、饮食不节而诱发。肠痈，系发生于肠道的痈肿，发病较急，多为上腹疼痛或脐周疼痛，数小时后转移到右下腹，呈持续性，伴阵发性加剧（部分患者起病即为右下腹痛），有明显的压痛，反跳痛。

【方一】

【出处】医界、民间流传

【组成】大蒜120克，芒硝60克。

【主治】急性单纯性阑尾炎。

【用法】共捣烂如泥，另取大黄粉50克醋调成糊状。净皮肤，改敷大黄醋敷治疗时以右下腹压痛明显处或麦氏点为中心，盖1块小纱布保护皮肤，然后将大蒜芒硝泥摊在凡士林纱布上。放于痛处，上面再盖凡士林纱布，再盖纱布垫1块，胶布固定，2小时后去药，用食醋洗剂，覆盖纱布垫如前，8小时后揭去。

【按语】敷药后24小时不见效可再敷1次。

【方二】

【出处】流传民间和医界

【组成】九里香12克，酒200毫升，糖适量。

【主治】肠痈。

【用法】取九里香枝叶细切，干者12克，鲜者20克，加米酒200毫升，浸1~2日，滤过即成，每次饮5~10毫升，每日1~2次，糖茶过服。

【方三】

【出处】流传民间和医界

【组成】鲜野菊花60克，败酱草15~60克，紫花地丁30克。任选其中1种。

【主治】急性阑尾炎。

【用法】水煎；分3~4次服，每日1剂。

【方四】

【组成】金银花12克，蒲公英、紫花地丁各15克，白花蛇舌草、大黄各10克，川楝子、牡丹皮各9克，赤芍10克，虎杖15克。

【功用】清热解毒，化瘀消痛。

【主治】适用于热蕴所致阑尾炎，其主要症状如：腹痛拒按，右下腹压痛较明显，有反跳痛，腹皮挛急，或可扪及包块，伴身热、口渴、食少、脘痞，恶心呕吐，大便秘结或便溏不爽，小便短赤，苔黄少津或厚腻，脉弦数或滑数。

【用法】水煎服，每日1剂。

【方五】

【组成】大黄10克，芒硝9克，连翘、金银花各12克，红藤15克，延胡索10克，木香、桃仁各9克，牡丹皮12克。

【功用】清热通腑，行气活血。

【主治】适用于湿热瘀滞所致的阑尾炎，其主要症状如右小腹隐痛拒按，持续或阵发，或疼痛初在上腹部，或先绕脐疼痛，随后转移至右天枢穴附近，可伴腹皮挛急，脘胀纳呆，恶心嗳气，微热，大便正常或秘结。

舌苔薄白或黄白相兼，脉弦滑、弦滑数或细涩。

【用法】水煎服，每日1剂。

【方六】

【出处】流传民间和医界

【组成】新鲜马齿苋120克（干者30克），绿豆30～60克。

【主治】急性阑尾炎。

【用法】煎汤，分2～3次服下。

2.4 泌尿系结石

泌尿系结石属中医学的"石淋"，一般认为系湿热下注膀胱，膀胱气化不利，日久湿热煎熬蕴结成石，治疗多以清利湿热、通淋排石为主。在临床观察中发现有部分患者由于病久耗伤正气，表现为脾胃之气受损，加之多用清利攻下之品更伐中气，而无力推动结石下行排出体外，补气通淋汤意在补益脾胃之气，以助推动之力，再配以清利通淋排石之品，以利排石。本方适宜于病程长且有气虚症状者，并强调坚持较长时间治疗，通常需1～2月，或更长疗程，方可奏效。

【方一】八正散

【出处】《太平惠民和剂局方》

【组成】车前子、瞿麦、萹蓄、滑石、栀子、甘草梢、木通、制大黄各9克，灯心草2克。

【功用】清热利湿，通淋排石。

【主治】肾结石、输尿管结石、膀胱结石湿热蕴结型。

【方解】本方病机乃湿热下注膀胱。故治宜清热泻火，利水通淋。方中以车前子、瞿麦、萹蓄、木通、滑石为主药，以利水通淋，清利湿热；辅以栀子清利三焦湿热，制大黄泻热降火，灯心草导热下行，甘草梢调和诸药，止痉中作痛。其中木通、灯心草、栀子、制大黄、车前子具有泻心火、利小便，使湿热从二便分消之效；故此方亦治心经邪热之口舌生疮，咽喉肿痛，烦躁不宁之症。

【药理】利尿，抗菌，促凝止血。其中瞿麦、萹蓄以煎剂口服，能明显利尿，瞿麦并增加氯化物的排泄；滑石、车前子，大黄均能利尿，车前子可增加尿量、尿素、尿酸及氯化钠的排泄；萹蓄、木通、车前子抗感染，车前子抗炎，降血脂；萹蓄、瞿麦降血压；大黄、栀子、萹蓄均能促凝止血，大黄酚能增加血小板，缩短凝血时间；大黄、甘草广谱抗菌，瞿麦、栀子、大黄抑制多种杆菌、球菌。故用于泌尿系感染，颇为有效。

【用法】水煎服，每日1剂。

【方二】沉香散合五淋散加减

【组成】茯苓15克，猪苓10克，泽泻10克，白术10克，桂枝5克，沉香3克，金钱草30克，川牛膝10克，赤芍15克，桃仁10克，鱼脑石30克。

【功用】行气活血，散结通淋。

【主治】肾结石、输尿管结石、膀胱结石气滞血瘀型。

【方解】茯苓、猪苓、泽泻利水通淋，赤芍凉血活血。集清利于一方，标本兼顾，扶正与祛邪并用，为其配伍特点。

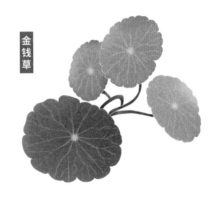

金钱草

【用法】水煎服，每日1剂。

【方三】右归饮加减

【出处】《景岳全书》

【组成】熟地黄24克，炒山药9克，山茱萸6克，杜仲9克，制附子7克，枸杞子9克，肉桂5克，炙甘草3克。

【功用】温补肾阳，填精补血。

【**主治**】治肾阳不足，精血亏损所致腰膝酸痛，神疲乏力，畏寒肢冷，小便清长，咳喘，泄泻，舌淡苔白，脉沉细；或阴盛格阳，真寒假热证。

【**方解**】方中主药制附子、肉桂温补肾阳而祛寒；辅以熟地黄滋肾补精血，山茱萸、枸杞子滋肝肾，益精血；佐以杜仲补肝肾，强筋骨。炒山药、炙甘草补中益脾。诸药合用，共奏温补肾阳，填精补血之功效。

【**药理**】增强免疫、抗病和耐寒能力，兴奋和调节垂体-肾上腺皮质激素，增强消化和造血功能，扩张血管，促进血液循环，降血压，降血糖，强心，利尿，抗菌，抗病毒，镇静，镇痛。其中熟地黄、枸杞子增强免疫和造血功能，抗肿瘤。熟地黄还能强心，降血压。枸杞子又可降血脂，保肝，降血糖，增强耐缺氧能力，延缓衰老；杜仲调节免疫功能，增强吞噬功能，促性腺发育，增强垂体-肾上腺皮质功能，调节环核苷酸代谢，利尿，降低胆固醇，镇静，镇痛，安胎，抗菌。临床应用：本方是肾阳不足，精血亏损的常用方剂。以腰酸肢冷，神疲乏力，小便清长，脉沉细为据。若泄泻者，加肉豆蔻、补骨脂，以温阳止泻；气虚者，加党参、白术；火衰不能生土，呕吐吞酸者，加炮姜；少腹多痛者，加吴茱萸、茴香；淋带不止者，加破故纸；血少血滞，腰膝软痛者，加当归。用于慢性肾炎，高血压，自身免疫功能低下，造血功能障碍，慢性支气管哮喘，贫血，神经衰弱，精子缺乏（加味）属肾阳不足，精血亏损者。如治阴盛格阳，真寒假热证，宜加泽泻6克水煎，冷服。

【**用法**】水煎，每日1剂，于饭前1小时分3次服。

【方四】三金汤

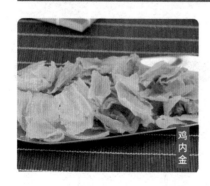

鸡内金

【**出处**】上海中医学院《方剂学》

【**组成**】金钱草30克，海金沙15克，石苇、瞿麦、冬葵子各9克，鸡内金6克。

【**功用**】清热通淋，利尿排石。

【**主治**】治石淋，小便淋痛，尿血，尿中有砂石，腰痛。

【**方解**】方中主药金钱草，利尿通

淋排石；辅以石苇、瞿麦、冬葵子、海金沙清热利水，促使结石从尿中排出。全方配伍特点：以利尿通淋排石为主，辅以清热利水之品。临床应用：常用于治疗泌尿系结石。以本方去冬葵子，加滑石、车前草、牛膝、王不留行、琥珀为基础方治疗。若肾虚者，加续断、淫羊藿、胡桃肉；气虚者，加黄芪、党参；血虚者，加当归、黄精；腰痛者，加乌药，并配合跳跃活动。运用时减去利尿药，加郁金、枳壳、木香疏肝理气药亦用于胆道结石症。排出结石后，以知柏地黄丸、大菟丝子丸补肾方剂调理；亦可经常用金钱草、陈皮泡茶饮，以防复发。

【用法】水煎，每日1剂，饭前1小时分3次服。

【方五】

【出处】流传民间和医界

【组成】胡桃肉60克，炙黄芪30克。

【主治】肾结石、输尿管结石、膀胱结石。

【用法】每日1剂。

【方六】排石冲剂

【出处】《江苏省药品标准》

【组成】连钱草、关木通、冬葵子、石苇、车前子、瞿麦、滑石、徐长卿、忍冬藤、甘草适量。

【功用】利尿，通淋，排石。

【主治】治下焦湿热所致肾结石，输尿管结石，膀胱结石等泌尿系结石症，尿出困难，茎中痛引小腹。

【方解】方中连钱草清热利尿，通淋排石；瞿麦、石苇、车前子、关木通、滑石、冬葵子清热利尿通淋；忍冬藤、徐长卿清热解毒；甘草利尿引邪外出。诸药合用，除下焦湿热，利石淋，热淋。

【药理】利尿，利胆排石，抗炎，镇痛，抑制某些细菌。甘草具解毒作用。临床应用：本方是治疗下焦湿热所致泌尿系统结石和热淋的方剂。若干以连钱草为主的方剂，经临床应用，对泌尿结石，肝、胆结石有效。

【用法】冲剂，每袋10克。用量用法：口服，冲剂，每次1袋，每日3次，开水冲服。使用注意：服药期间，多做体位运动，以利加速结石排出。坚持用药，宜多饮水。孕妇慎用。

2.5 疝气

疝气是人体内某个脏器或组织离开其解剖位置，通过先天或后天形成的薄弱点、孔隙或缺损而进入另一部位。常见的疝气有腹股沟直疝或斜疝、脐疝、切口疝、手术复发疝、股疝等。

【方一】导气汤

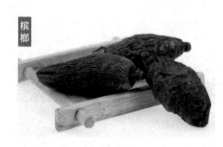
槟榔

【组成】槟榔10克，当归10克，苍术10克，木香6克，枳壳9克，小茴香5克，橘核10克，荔枝核12克，川楝子10克，路路通10克。

【功用】疏肝理气。

【主治】腹外疝肝气郁滞型。

【用法】水煎服，每日1剂。

【方二】天台乌药散

【出处】《医学发明》

【组成】天台乌药18克，木香、炒小茴香、青皮各6克，高良姜9克，川楝子12克，巴豆10克，槟榔9克。

【功用】温化寒湿，疏肝理气。

【主治】治寒凝肝脉，气机阻滞所致小肠疝气，少腹痛引睾丸，喜暖畏寒，舌淡，苔白，脉沉迟或弦。

【方解】方中主药天台乌药行气疏肝，散寒止痛；辅以小茴香暖肝散寒，高良姜散寒止痛，青皮疏肝调气，木香行气止痛；佐以槟榔直达下焦，行气化滞而破坚，川楝子与巴豆同炒，去巴豆而用川楝子，既减川楝子之寒，又增行气散结之功。诸药合用，共奏解寒凝，疏气滞，调肝络，止疝痛之功效。

【药理】加速肠壁血液循环，降低小肠紧张性，促进胃肠蠕动和消化液分泌，镇痛，消胀。其中乌药兴奋胃肠平滑肌，增强蠕动，排出积气，促消化液分泌；木香对抗和松弛肠痉挛；小茴香排出腹气，缓解痉挛，减轻疼痛；槟榔增强肠蠕动，有致泻效应；高良姜健胃，兴奋肠管；青皮促消化液分泌，排肠内积气；巴豆促进肠蠕动，导致腹泻，增加胆汁和胰腺分泌；川楝子镇痛。

【用法】水煎服，每日1剂。

【方三】补中益气汤

【出处】《脾胃论》

【组成】黄芪15克，党参12克，白术、当归各10克，陈皮、炙甘草各6克，升麻、柴胡各3克。

【功用】补中益气。

【主治】腹外疝气虚下陷型。

【方解】方中主药黄芪补中益气，升阳固表；辅以党参、白术、炙甘草益气健脾；佐以陈皮理气和胃，当归补血活血，取其补而不滞，气血相生；使以升麻、柴胡升清举陷。诸药合用，共奏补中益气，升阳举陷之功效。

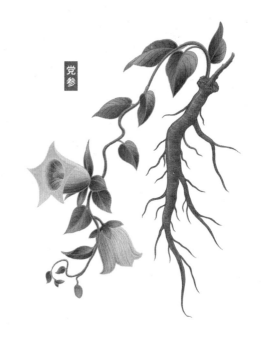

党参

【药理】增强内脏肌张力，纠正贫血，护肝；解热，抗金葡球菌，抗癌，抗放射线损伤。其中黄芪、党参、白术促进白蛋白合成，降低麝香草酚浊度，兴奋中枢神经系统，增加机体耗氧量，增强心脏收缩力，升高红、白细胞及血色素。白术护肝，防止肝糖原减少；当归抗贫血，抑凝血，调节子宫肌张力；陈皮增加消化液分泌，促肠气排出；柴胡、甘草抗肝损害。柴胡加强回肠收缩，升麻兴奋膀胱和未孕子宫。升麻、柴胡解热，抗炎，抗病原微生物。柴胡抗病毒，抗过敏。

【用法】水煎服，每日1剂。

【方四】暖肝煎

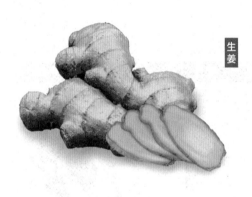

生姜

【出处】《景岳全书》

【组成】当归、枸杞子各9克，乌药、小茴香、茯苓、生姜各6克，沉香、肉桂各3克。

【功用】温补肝肾，行气逐瘀。

【主治】腹外疝治肝肾阴寒所致少腹冷痛，疝气痛，下元虚冷，四肢冷，舌淡苔白，脉沉迟。

【方解】方中主药肉桂大热，暖肝温肾，散寒止痛。小茴香暖肝散寒，行气止痛；辅以当归补肝养血，枸杞子补养肝肾，乌药、沉香行气散寒止痛；佐以茯苓渗湿健脾，生姜温散寒凝。诸药合用，温补肝肾以治其本，行气散寒以治其标，以温下元，散寒凝，畅气机，睾丸、少腹冷痛自愈。

【药理】解热，镇痛，改善血液循环，抑制平滑肌痉挛。其中乌药、小茴抑制平滑肌痉挛，排肠积气，促消化，缓疼痛；肉桂扩张皮肤血管，促汗腺排泄，解热镇痛；沉香调节胃肠蠕动；枸杞子护肝保肝，提高免疫力；当归抗贫血，抑制平滑肌痉挛，茯苓镇静，抗溃疡，降低胃酸分泌。

【用法】水煎服，每日1剂。

【方五】外治疗法

【出处】流传民间和医界

【组成】生香附60克（粗研末），食盐60克。

【主治】腹外疝。

【用法】酒醋炒热，布包频熨患处。

2.6 血栓闭塞性脉管炎

血栓闭塞性脉管炎是周围动脉的慢性、持续进展性炎症病变，主要发生在下肢，以青壮年男性为多。其特点是初起患指（趾）怕冷，紫暗，剧痛，继则可变黑褐色，肢节脱落，属中医"脱疽"范畴，多由寒、湿、热、瘀诸邪阻滞于经络所致。

【方一】阳和汤

【出处】《外科证治全生集》

【组成】熟地黄10克，白芥子10克，鹿角胶10克，肉桂6克，姜炭10克，麻黄6克，牛膝30克，鸡血藤15克，甘草6克。

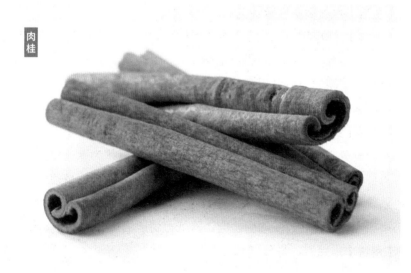

肉桂

【功用】温经散寒，活血通络。

【主治】血栓闭塞性脉管炎阳虚寒凝型。

【方解】重用熟地黄，以温补营血；鹿角胶填精补髓，强壮筋骨，助熟地黄以养血；姜炭、肉桂温中有通，以温通经脉，解散寒凝痰滞；麻黄开腠理以达表；白芥子祛皮里膜外之痰，与温补药同用，则补而不腻，通而不散；甘草有化毒之功。本方配伍特点，为温补营血不足，解散阴凝寒痰，使破阴回阳，消寒化痰。

【药理】抑制结核分枝杆菌，扩张血管，强心，利尿。生地黄具糖皮质激素样作用；甘草浸膏具肾上腺皮质激素样作用。

【用法】水煎服，每日1剂。

【方二】血府逐瘀汤

【出处】《医林改错》

【组成】桃仁10克，红花6克，当归10克，生地黄15克，川芎10克，赤芍10克，牛膝30克，桔梗10克，柴胡10克，枳壳10克，甘草6克，延胡索10克，五灵脂10克，地龙10克，土鳖虫6克。

【功用】活血化瘀，扶正解毒。

【主治】血栓闭塞性脉管炎血瘀阻络型。

【方解】主药当归、川芎、赤芍、桃仁、红花活血祛瘀，以祛除胸中瘀血；辅药桔梗、柴胡、枳壳流畅胸中气滞，气行则血行；佐以生地黄清血分瘀热，牛膝通血脉，引瘀血下行；使以甘草调和诸药，缓急止痛。全方配伍特点：行血分瘀滞，解气分郁结，活血不耗血，祛瘀能生新。

【药理】改善血液流变学，抗血小板聚集，改善微循环，加快血流速度，扩张血管，增加缺血器官血流量，尤能增加冠状动脉血流量，保护急性心肌梗死，降低脑血管阻力，对抗脑血管痉挛，抗慢性炎症，增加网状内皮系统吞噬功能，抑制巨噬细胞吞噬功能，增加抗体生成细胞，使抗体分泌增加，增强T细胞和B细胞功能，降低血清胆固醇。

【用法】水煎服，每日1剂。

【方三】茵陈赤小豆汤

【组成】茵陈10克，赤小豆30克，薏苡仁30克，苦参10克，苍术10克，黄柏15克，防己10克，泽泻10克，佩兰10克，白豆蔻10克，甘草6克。

【功用】清热利湿，活血通络。

【主治】血栓闭塞性脉管炎。

【用法】水煎服，每日1剂。

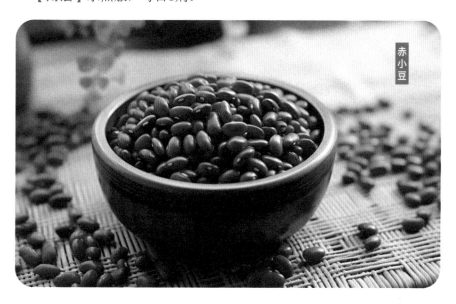

赤小豆

【方四】四妙勇安汤

【出处】《验方新编》

【组成】玄参10克，金银花15克，当归10克，甘草4克，栀子10克，黄芩10克，牡丹皮10克，生地黄10克，板蓝根15克，蒲公英10克，紫花地丁10克。

【功用】清热解毒，活血养阴。

【主治】血栓闭塞性脉管炎热毒阻络型。

【方解】方中主药金银花清热解毒为主；辅以玄参泻火解毒；佐以当归活血散瘀，使以甘草伍金银花加强清热解毒作用。本方具有量大力专、连续服用的特点。

【**药理**】抗炎消肿胀，镇痛，抑制葡萄球菌及铜绿假单胞菌。甘草解毒，扩张血管，增加循环血流量，抑制血小板聚集，抗血栓形成。

【**用法**】水煎服，每日1剂。

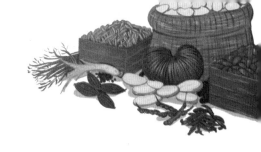

第3章　儿科疾病

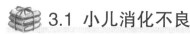

3.1 小儿消化不良

　　小儿消化不良为儿科多发病。临床上以腹泻、不消化便、食欲减退、腹胀、腹痛、伴有恶心、呕吐、粪便镜检可见大量脂肪球为特征，若治疗不得当，可迁延不愈，影响小儿生长发育，易演变成营养不良、佝偻病、贫血等慢性疾病。

【方一】验方

【出处】《中国民间疗法》

【组成】葱白1根，生姜15克。

【功用】通阳散结。

【主治】小儿消化不良。

【方解】葱白为百合科植物葱的鳞茎，性味辛温，有发表散寒，通阳散结之功；生姜性味辛温，能发汗解表，祛风散寒。

【药理】葱白含挥发油，其挥发油对白喉棒状杆菌、葡萄球菌等有抑制作用，并对多种皮肤真菌有抑制作用；生姜含挥发油，油中主要为姜醇、姜烯、水芹烯、柠檬醛、芳香醇、甲基庚烯酮、壬醛等，尚含辣味成分姜辣素，对伤寒沙门菌、霍乱弧菌、阴道滴虫

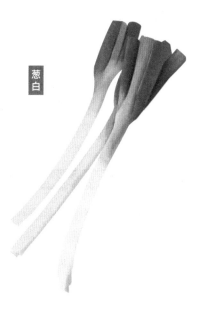

葱白

等均有不同程度的抑杀作用，并有止呕、退热的作用。

【用法】共捣碎后加入茴香粉9克，混匀后炒热（以皮肤能忍受为度），用纱布包好敷于脐部。每日1～2次直到治愈。

【方二】升清降浊汤

【出处】《中国中医药信息杂志》

【组成】苍术10克，白术10克，炒薏苡仁10克，茯苓10克，藿香8克，葛根8克，荷叶6克，陈皮8克，扁豆8克，白豆蔻8克，神曲6克。

【功用】健脾和胃止泻。

【主治】小儿消化不良性腹泻。

【方解】方中苍术、白术、炒薏苡仁、茯苓、藿香、葛根、荷叶运脾化湿，升清止泻；陈皮、扁豆、白豆蔻和胃降浊；神曲助消化。全方配伍，切合"脾升清，胃降浊"。

【药理】苍术、白术、炒薏苡仁、茯苓、藿香、葛根、荷叶、白豆蔻、扁豆能增强淀粉酶的活性和左旋木糖吸收率，以健运脾土；茯苓有利尿的功能，能提高机体免疫力，抗肿瘤、抗心肌缺血、降血糖；神曲含有乳酸杆菌及淀粉酶，助消化，抑制肠管发酵，抑制致病性大肠埃希菌的生长；陈皮对消化道有缓和作用，利于胃肠积气的排出，并能促进胃液分泌，有助于消化，还能刺激呼吸道黏膜，使分泌增多，痰液稀释，有利于排出；甘草有抗炎、抗氧化等作用。

【用法】每日1剂，水煎分3次服。

【方三】大承气汤加减

【出处】《中国中医急症》

【组成】大黄8克（后下），芒硝8克，枳实10克，厚朴8克。症状消除后以扁豆、山药、薏苡仁、法半夏、茯苓、白术健脾和胃。

【功用】荡涤肠胃。

【主治】小儿消化不良。

【方解】方中大黄苦寒，既能挫其热势，又可泻下通便；芒硝性寒软坚润燥，助大黄泻热荡积、推陈致新；佐以枳实、厚朴行气放结，消食除满；茯苓、白术健脾和胃。如此腑通胃和，则病去体安。

【药理】大黄有泻下作用；芒硝所含主要成分为硫酸钠，能使肠道引起机械性的刺激，促进肠蠕动而致泄；枳实对胃肠道平滑肌有促动力作用，可兴奋胃肠平滑肌，使胃肠运动收缩节律增强而有力，增强胃排空；厚朴有抗菌、镇静中枢神经、肌肉松弛、抗溃疡等作用；白术、茯苓、扁豆能增强淀粉酶的活性和左旋木糖吸收率，以健运脾土，升阳化湿，收敛止泻；山药、薏苡仁能调节消化酶的分泌，增强消化与免疫功能。

【用法】每日1剂，水煎分3次服，5日为1疗程，共用10日。

【方四】四磨汤

【出处】《医学理论与实践》

【组成】木香、枳壳、乌药、槟榔适量。

【功用】消食导滞理气。

【主治】小儿消化不良。

【方解】木香、枳壳行气宽中，乌药行气止痛，槟榔消食行气，主消素食。

【药理】四磨汤中木香含木香内酯、木香碱，能使大肠兴奋，收缩力加强，蠕动加快，可缓解胃肠气胀所致的腹胀；乌药可以加速血液循环，有促进肠蠕动的作用；枳壳对胃肠道平滑肌有一定的兴奋作用，可使胃肠运动收缩节律性增加；槟榔含槟榔次碱等，可治食积、气滞、腹胀、便秘等。综上所述，四磨汤具有促进胃肠蠕动、改善消化功能、促进食物消化吸收的作用，从而达到治疗功能性消化不良的目的。

【用法】每次1支，每日3次，两周为1个疗程。

【方五】胃安通降汤

【出处】《新中医》

【组成】枳实30克，莪术15克，威灵仙、青皮、陈皮各10克，炒莱菔子20克。

【功用】消积导滞，理气通降。

【主治】小儿消化不良。

【方解】枳实、莪术、炒莱菔子、青皮、陈皮、威灵仙消积导滞，理气通降。

【药理】枳实、莪术、青皮对胃肠道平滑肌有促动力作用，可兴奋胃肠平滑肌，使胃肠运动收缩节律增强而有力，增强胃排空；威灵仙有促进肠平滑肌运动和调节胃肠运动功能作用。

【用法】每日1剂，水煎取汁300毫升，分早、晚餐前30分钟各服150毫升。

3.2 小儿口疮

小儿口疮是口舌黏膜上出现淡黄色或灰白色小溃疡，局部灼热疼痛，尤以实热证较为多见，常伴有发热、流涎、食欲缺乏、大便干结等症状。

【方一】白及连冰粉

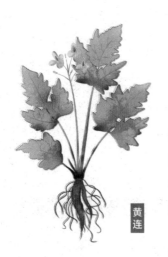

黄连

【出处】《新中医》

【组成】白及15克，黄连9克，冰片2克。

【功用】清热泻火，解毒敛疮。

【主治】小儿口疮属脾胃积热者。

【方解】黄连清热泻火，解毒疗疮；白及有收敛止血、消肿生肌之功；冰片能散热止痛、防腐消肿，全方合用，有清热解毒止痛、祛腐消肿之功效，用于小儿口疮证属心脾胃素有蕴热之实火者确有良效。

【药理】黄连具有广泛抗菌作用，对金黄色葡萄球菌、溶血性链球菌等均有抑制作用；白及其主要成分白及胶及挥发油的止血效果迅速而确实，并有抑制革兰氏阳性球菌的作用；冰片对金黄色葡萄球菌有抑制作用。

【用法】将上药碾成极细粉末，过130目筛后装瓶备用。令患者先用蒸馏水或淡盐水漱洗口腔后，取药粉约2克，分撒在口腔溃疡处，每日1～2次，5日为1疗程。

【方二】导赤散加味

【出处】《江苏中医药》

【组成】生地黄5～15克，麦冬5～12克，木通3～9克，车前子3～10克（包），鲜竹叶5～6克，甘草梢3～6克。

【功用】清热泻火。

【主治】小儿口疮。

【方解】方中生地黄、麦冬清热凉血，养阴生津；木通、车前子、鲜竹叶上清心经之火，下清小肠之热而利水；甘草梢清热解毒，调和诸药。全方配伍，性味甘寒，清心养阴，利湿导热。此方有利水不伤阴、泻火不伐胃之功。

【药理】生地黄具有降压、镇静、抗炎、抗过敏、强心、利尿、调节免疫功能等作用；麦冬有镇咳祛痰、强心利尿作用；木通有利尿、抗菌作用；车前子有利尿、祛痰、抑菌作用；竹叶有抑菌、退热作用；甘草其所含甘草次酸、甘草锌能治疗急慢性炎症。

【用法】水煎频服，每日服1剂，重者可日夜各服1剂。

【方三】釜底抽薪散

【出处】《中医外治杂志》

【组成】吴茱萸15克，胡黄连、川大黄各6克，胆南星3克。

【功用】导热下行，引火归原。

【主治】小儿口疮。

【方解】方中吴茱萸为主药，以热治热，引热下行，《本草纲目》曰："吴茱萸，咽喉口舌生疮者，以吴茱萸末醋调，贴两足心，移热便愈，其性虽热，而能引热下行，盖从治之义。"胡黄连退虚热，除疳热，使浮游之虚火制；小儿多热易惊，以胆南星清热镇惊；川大黄取其苦寒沉降之性，使上炎之火得以下泄；醋调和诸药，且敛中有散，协同引热。诸药合用，寓有引热下行、引火归原之义。

【药理】吴茱萸有健胃、镇痛、止干呕和止嗳酸等功效，并有利尿作用，还对大肠埃希菌有强力的抑制作用；大黄有促进排便、抗感染、健胃、止血、降压的作用；胆南星具有祛痰、抗惊厥、镇静及镇痛作用；胡黄连有利胆、抑菌作用。

【用法】上方共研细末，制成散剂备用。1岁以下小儿每次用药3克，1岁以上可酌情增至6～12克。用时将药末与陈醋适量调成糊状，候患儿睡熟后涂敷于两足心，外用纱布包扎，晨起去之。

【方四】黄连泻心汤

【出处】《四川中医》

【组成】黄连、黄芩各3克，竹叶、生地黄、木通、赤芍各6克，玄参、栀子各5克，连翘10克，生甘草2克。

【功用】清热泻火解毒。

【主治】小儿口疮。

【方解】黄连、黄芩苦寒泻火，解毒疗疮；栀子清泻三焦之热；生地黄、赤芍、木通清热凉血降火利火，使湿热之邪从小便而走；竹叶、连翘清心除烦，导热下行，质轻性淡善走上焦，配合玄参养阴清热使元阴得固，不发明火；甘草清热导火，并能促进溃疡面愈合。

【药理】黄连、黄芩具有广泛抗菌作用，对金黄色葡萄球菌、溶血性链球菌等均有抑制作用；生地黄具有降压、镇静、抗炎、抗过敏、强心、利尿、调节免疫功能等作用；木通有利尿、抗菌作用；竹叶有抑菌、退热作用；赤芍具有扩张血管、抗栓、抗凝的作用。

【用法】水煎滤汁200毫升，每日分2～5次服完，每日1剂，3日为1个疗程。

【方五】甘草泻心汤

【出处】《辽宁中医杂志》

【组成】炙甘草20～30克，黄连3克，黄芩6～9克，干姜3～5克，党参10克，半夏6克，高热者加生石膏（先煎）30克，咽部破溃者加桔梗10克，大便秘结者加生大黄（后下）5～10克，小便赤黄者加滑石15克，阴虚火旺者去干姜加沙参、知母各10克。

【功用】健脾、清热、化湿。

【主治】小儿口疮。

【方解】方中炙甘草补虚健脾，宜重用为主药；党参补益中气；黄连、黄芩苦寒泄热；半夏燥湿化痰为辅；干姜温脾助运，同时防苦寒太过为佐。

【药理】黄连、黄芩具有广泛抗菌作用，对金黄色葡萄球菌、溶血性链球菌等均有抑制作用；半夏含挥发油、氨基酸、β-谷甾醇、胆碱、生物碱、葡萄糖苷和醛类等，具有镇咳、祛痰及止吐等作用，所含的葡萄糖醛酸的衍生物有显著的解毒作用。

【用法】每日1剂，水煎服，3日为1疗程。

【方六】复方五倍子散

【出处】《黑龙江中医药》

【组成】五倍子50克，儿茶30克，冰片少许。

【功用】清热泻火、敛疮止痛。

【主治】小儿口疮。

【方解】五倍子属收涩药，《开宝本草》中记载"疗湿癣疥痒脓水……小儿面鼻疳疮"。《本草纲目》中记载"能散热毒疮肿，其性收能除湿烂"。儿茶：《本草纲目》中记载"清上膈热，化痰生津，涂金疮，一切诸疮……"，《本草求真》中记载"……功专清上膈热……收湿，凉血……治一切口疮喉痹"。冰片清热止痛，可消炎，又避免了五倍子对溃疡面的刺激性疼痛。

【药理】五倍子对小肠有收敛作用，可减轻肠道炎症止腹泻，并有抑菌作用；冰片对金黄色葡萄球菌有抑制作用，主要成分有耐缺氧作用；儿茶有收敛、止泻、降压、抑菌的作用。

【用法】共研细末，以香油调和，涂于患处，每日1次。

3.3 婴儿湿疹

婴儿湿疹是一种常见的急性或亚急性皮肤瘙痒性、炎症性疾病，属中医学胎毒、湿毒范畴，俗称奶癣，是婴儿常见的皮肤病。轻者皮肤局部红斑、丘疹、水疱，有分泌物渗出；重者以糜烂瘙痒为主反复发作，影响婴儿健康。

【方一】艾叶外洗方

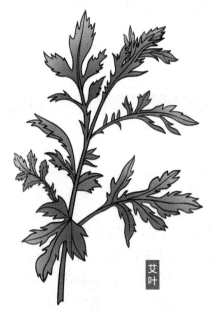

艾叶

【出处】《中医·养生》

【组成】艾叶少许。

【功用】利湿止痒。

【主治】婴儿湿疹。

【方解】艾叶性味苦、辛、温，归肝、脾、肾经，有利湿止痒之功。

【药理】艾叶油具有抗过敏作用。体外实验证明，艾叶油对球菌和大多数革兰氏阴性杆菌均有抑制作用。水煎剂及煎剂对多种致病细菌及真菌有轻度抑制作用。艾叶熏烟对细菌和真菌亦有明显抗菌作用，用于空气消毒，可使菌落减少95％～99.8％。

【用法】用8～15克艾叶加1千克水煮沸（水沸后即止），将药液用纱布滤取药渣后倾入浴盆，兑入适量清水，调整水温为38℃～42℃，为婴儿洗浴（艾叶用量视婴儿体重和洗澡用水量而定，原则上以洗澡水呈浅褐色为宜），浴后抱出拭干，脂溢型或湿润型湿疹的婴儿可用松花粉均匀涂布患处或皮肤褶皱较多的地方。松花粉（松科植物马尾松或同属植物的干燥花粉）是花粉制剂，具有祛风收敛祛湿作用。一般每日洗1～2次，1～2周便会痊愈，而且不易复发。

【按语】①皮肤上的痂皮会逐渐自行脱落，家长不要硬性揭下痂皮。②不要用婴儿肥皂以及各种浴液和洗液给婴儿勤洗，否则会加重湿疹。③严重难愈的湿疹婴儿可到中医门诊辨证用药。

【方二】验方

【出处】《河北中医》

【组成】龙胆草3克，紫草6克，连翘6克，马齿苋5克，生石膏10克，生地黄6克。

【功用】清热利湿，疏风止痒。

【主治】婴儿湿疹湿热型，症见：形体强壮，活泼好动，多食易饥，多怒，大便多干，小便多赤。

【方解】方中龙胆草大苦大寒，能上清肝胆实火，下泄肝胆湿热，泻火除湿，切中病机；生石膏辛甘大寒，清热泻火，尤善清胃经实热；紫草、连翘、马齿苋凉血解毒；诸药属苦寒燥湿伤阴之品，故用生地黄养阴，使祛邪而不伤正。

【药理】龙胆草含龙胆苦苷、獐牙菜苦苷、龙胆二糖、龙胆酮和龙胆酸等，有抑菌、镇静、肌松、降压、健胃作用；紫草对金黄色葡萄球菌、大肠埃希菌、枯草芽孢杆菌等具有抑制作用；连翘浓缩煎剂在体外有抗菌作用，可抑制伤寒沙门菌、副伤寒沙门菌、大肠埃希菌、痢疾志贺菌、白喉棒状杆菌及霍乱弧菌、葡萄球菌、链球菌等，并有抗炎作用；马齿苋对大肠埃希菌、伤寒沙门菌、金黄色葡萄球菌、杜盎氏小芽孢癣菌有显著的抑制作用；生石膏能抑制发热时过度兴奋的体温调节中枢，抑制汗腺分泌并能降低血管通透性，减少渗出，从而阻断斑疹丘疹形成疱疹，同时促进疱疹迅速结痂干燥；生地黄具有降压、镇静、抗炎、抗过敏、强心、利尿、调节免疫功能等作用。

【用法】每日1剂，头2煎分两次温服，第3煎外洗或湿敷。

【按语】加减：便干加重紫草、生地黄用量；皮疹以头面为主加蝉蜕、野菊花；下肢重加苦参、黄柏；渗出液多加土茯苓；痒甚加徐长卿、白鲜皮。

【方三】验方

【出处】《河北中医》

【组成】赤茯苓皮6克，白术6克，泽泻6克，茵陈4克，生地黄4克，竹叶4克，甘草3克。

【功用】健脾利湿。

【主治】婴儿湿疹脾虚型，症见：形体虚胖，性格较静，大便易溏，舌多胖，苔多腻。

【方解】泽泻、白术健脾温阳化气，利水渗湿，使水湿直达膀胱；赤茯苓皮之淡渗，增强利水渗湿之力；茵陈、竹叶、甘草利湿清热。

【药理】泽泻能增加尿量并加快尿素、氯化物等体内代谢物质的排泄，因此能抑制疱疹形成；白术能增强淀粉酶的活性和左旋木糖吸收率，以健运脾土，升阳化湿；赤茯苓皮利尿功效较好；茵陈乙醇提取物对ECHD11病毒有抑制作用；生地黄具有降压、镇静、抗炎、抗过敏、强心、利尿、调节免疫功能等作用；竹叶有抑菌、退热作用。

【用法】每日1剂，头2煎分两次温服，第3煎外洗或湿敷。

【按语】加减：痒甚加白鲜皮、刺蒺藜。

【方四】验方

【出处】《河北中医》

【组成】黄芪9克，白芍6克，防风6克，甘草3克，当归9克，丹参9克，山药9克，白扁豆6克。

【功用】健脾润燥，益气养血。

【主治】婴儿湿疹血燥型，症见：形体偏弱，面色少华，食纳较少，少动懒言，哭声较低，大便多不成形，小便多清，舌淡，苔少或花剥。

【方解】山药、白扁豆、防风健脾润燥；黄芪、甘草益气；白芍药、当归、丹参养血。诸药合用，则血脉调和，瘙痒自止。

【药理】黄芪具有增强肌体的免疫功能，强心、降血压、降血糖、利尿、抗衰老、抗肿瘤、抗疲劳、抗病毒、镇静、镇痛等作用；丹参能改善血液流变性，降低血液黏度，抑制血小板和凝血功能，激活纤溶，对抗血栓形成；白芍能促进小鼠腹腔巨噬细胞的吞噬功能，并有提高免疫力、镇痛、解痉的作用；防风有解热、抗炎、镇静、镇痛、抗惊厥、抗过敏作用；当归具有扩张血管、抗栓、抗凝的作用；山药对肠管运动有双向调节作用，有助消化作用，并有降血糖、抗氧化作用；白扁豆能增强淀粉酶的活性和左旋木糖吸收率，以健运脾土，升阳化湿，收敛止泻。

【用法】每日1剂，头2煎分两次温服，第3煎外洗或湿敷。

【按语】加减：痒甚加白鲜皮、苦参；烦急加佛手、青皮；皮疹反复不愈加赤芍、乌梢蛇。

【方五】冰黛散

【出处】《四川中医》

【组成】青黛150克，苦杏仁（煅存性）100克，黄柏、地肤子各100克，氯霉素80克，冰片10克。

【功用】健脾利湿，泻火止痒。

【主治】婴儿湿疹。

【方解】青黛味咸、性寒，有清热解毒、凉血散肿、促进结痂之功；冰片味辛、苦，性微寒，有开窍醒神、清热止痛和防腐之用；黄柏味苦、性寒，具清热燥湿、泻火解毒之力；苦杏仁味苦，性微温，杀虫治诸疮疥，将杏仁煅存性用于外科疾病婴儿湿疹的治疗，是杏仁的妙用；地肤子味苦、性寒，有清热利水、止痒的功效；氯霉素为抗生素药，具杀菌消炎、收敛滋液之力。诸药合用，共奏清热利湿、收敛止痒、解毒消炎之功效。前贤有"外科之法，最重外治"之训，外用药具有使药物直达病所，见效快的特点，最适合小儿用药。

【药理】青黛含靛蓝和靛玉红，对金黄色葡萄球菌、炭疽杆菌、痢疾志贺菌、霍乱弧菌等有抗菌作用；冰片对金黄色葡萄球菌有抑制作用，主要成分有耐缺氧作用；黄柏具有广泛抗菌作用，对金黄色葡萄球菌、溶血性链球菌等均有抑制作用；地肤子水浸液对许兰氏黄癣菌、奥杜盎氏小芽孢癣菌、铁锈色小芽孢等多种皮肤真菌均有不同程度的抑制作用；苦杏仁是山杏果仁，味苦，含脂肪油50%，并含有苦杏仁苷和苦杏仁酶和各种游离氨基酸，有杀菌消炎作用。

【用法】其中将黄柏、地肤子烘干，杏仁在锅里文火煅黑，再把各种药物分别研成极细末，过120目筛，瓷瓶装，密封备用。渗出液多者（湿性），干撒患部，渗出液少或无渗出液者（干性），用小儿宝宝霜与药粉10:1的比例配制混匀，擦于患部，不需包扎。每日2～3次，连续用药7日为1个疗程。

【按语】治疗期间忌食海鲜、鱼腥等物，避免搔抓及肥皂、热水烫洗。

【方六】除湿汤

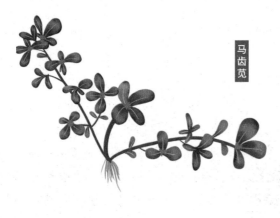

马齿苋

【出处】《河北中医》

【组成】金银花15～20克，连翘15～20克，地肤子10克，马齿苋10克，苦参15～20克，荆芥10克，蝉蜕10克。

【功用】清心除烦。

【主治】婴儿湿疹。症见：头面部皮肤丘疹或红斑，并可见小水疱，黄白色鳞屑及痂皮，可有渗出、糜烂及继发感染，慢性者皮肤变粗稍厚，可呈苔癣样变。

【方解】方中金银花、连翘、马齿苋清热解毒；地肤子、苦参清热燥湿；荆芥、蝉蜕祛风止痒，其中蝉蜕既可疏风泄热主外风，又可平肝定惊主内风，达止痒、镇静双重效果。诸药合用，共奏清热解毒，除湿止痒作用。

【药理】现代药理研究表明，连翘能明显抑制炎性渗出；苦参所含苦参碱、氧化苦参碱等能抑制速发型变态反应过敏介质的释放；蝉蜕有镇静作用；黄柏有广谱抗菌作用；金银花的化学成分有环己六醇、黄酮类、皂苷鞣质等，具有抗菌、消炎、收敛作用，对多种细菌、真菌均有抑制作用；马齿苋对大肠埃希菌、伤寒沙门菌、金黄色葡萄球菌、杜盎氏小芽孢癣菌有显著的抑制作用。

【用法】每日1剂，煎浓液外洗，每日两次，每次10～15分钟。7日为1个疗程。

【按语】有黄色渗液加黄柏10克；有脱屑加土茯苓10克。

3.4 疳积

疳积为儿科常见病，多发于断乳之后至6岁的小儿。临床表现各异，常以泄泻、浮肿、羸弱为主。本证主要证候，均具有长期形体消瘦，肌肉松弛，面色、皮肤色泽不华，毛发稀疏；有明显的脾胃症状，如大便不正常、厌食、异嗜症史和肚腹膨胀等现象；其他如精神异常，萎靡不振，烦躁不宁，脾气急躁，揉眉挖眼、咬牙嚼指等动作亦颇常见；严重患儿呈老人貌，骨瘦如柴。

【方一】疳积散

【出处】《中华实用中西医杂志》

【组成】生栀子18克，朴硝18克，莪术6克，三棱6克，桃仁6克，红花6克，芫花6克，醋军6克，青皮6克，白术6克，山药6克。

【功用】行气活血，清热散结。

【主治】小儿疳积。

【方解】青皮、莪术、三棱行气散结；桃仁、红花、醋军活血化瘀；生栀子、朴硝清除积热；芫花清热散结；白术、山药健脾益胃。

【药理】栀子有降压、利胆、解热、镇静、抑菌作用；三棱、莪术能显著延长凝血酶对人纤维蛋白的凝聚时间；桃仁能降低血管阻力，改善血流动力状况；红花能抑制血小板聚集，增强纤维蛋白溶解，降低全血黏度；大黄有促进排便、抗感染、健胃、止血、降压的作用；芫花水浸液对黄癣菌、大芽孢菌、铁锈色小芽孢菌、星状皮癣菌等皮肤真菌有抑制作用；对胃肠平滑肌有促动力作用，可兴奋胃肠平滑肌，使胃肠运动收缩节律增强而有力，增强胃排空；白术能增强淀粉酶的活性和左旋木糖吸收率，以健运脾土；山药对肠管运动有双向调节作用，有助消化作用，并有降血糖、抗氧化作用。

【用法】 上药为末，共90克。取本药加阿魏13克与黍米粥共捣为泥，敷小儿胃脘部，上至剑突，下至脐上两指，24小时取下加黍米粥再捣如泥重敷，每剂连用3～4次，15日为1疗程。

【方二】二陈汤加味

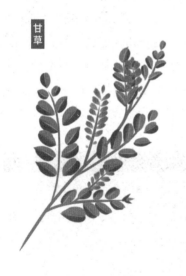

甘草

【出处】《实用中医药杂志》

【组成】 制半夏、橘红各9克，白茯苓、苍术各6克，炙甘草、制皂荚各3克，焦神曲10克，生山楂10克。

【功用】 运化脾湿，降逆和胃。

【主治】 小儿疳积。

【方解】 制半夏、苍术、制皂荚燥湿运脾，降气和中，宣肺通利大肠，善消乳积，谷食所致之疳积，共为君药；橘红行气和中，焦神曲健胃消食导滞，辅助君药以达醒脾助运，和胃增纳之效；白茯苓健脾利湿为佐药；为防燥药之过燥劫阴之弊，故以食糖、炙甘草、生山楂为使，酸甘合化生阴，甘以补中，健脾益气，运化药力以消积。诸药合用，运脾和胃，升清降浊，缓中健运，消乳食积滞。

【药理】半夏含挥发油、氨基酸、β-谷甾醇、胆碱、生物碱、葡萄糖苷和醛类等，具有镇咳、祛痰及止吐等作用；所含的葡萄糖醛酸的衍生物有显著的解毒作用；苍术醇有促进胃肠道运动作用，对胃平滑肌也有微弱收缩作用；陈皮含挥发油、橙皮苷、维生素B₁、维生素C等，挥发油对消化道有缓和作用，利于胃肠积气的排出，并且陈皮能促进胃液分泌，有助于消化，还能刺激呼吸道黏膜，使分泌增多，痰液稀释，有利于排出；茯苓有利尿的功能，能提高机体免疫力，抗肿瘤，抗心肌缺血，降血糖；山楂消肉食，刺激胃液分泌，使胃内游离盐酸增加，能消化蛋白质；神曲含有乳酸杆菌及淀粉酶，助消化，抑制肠管发酵，抑制致病性大肠埃希菌的生长；甘草其所含甘草次酸、甘草锌能治疗急慢性炎症。

【用法】加适量水浸泡30分钟，煮沸后文火慢煎30分钟，趁热过滤药液，自然滴尽。二煎法同上。合并滤液浓缩至180毫升，加入15%白砂糖，每日分3次服。

【方三】保和汤

【出处】《郴州医学高等专科学校学报》

【组成】焦山楂6克，焦麦芽6克，焦神曲6克，制半夏3克，陈皮3克，莱菔子6克，连翘3克。

【功用】消食和胃，化湿散结。

【主治】小儿疳积。

【方解】焦山楂、焦神曲、焦麦芽消食和胃；制半夏、陈皮化湿和胃；莱菔子行气和胃，消积散结；连翘清热散结。

【药理】神曲含有乳酸杆菌及淀粉酶，助消化，抑制肠管发酵，抑制致病性大肠埃希菌的生长；麦芽含有淀粉酶，能消化糖类；山楂消肉食，刺激胃液分泌，使胃内游离盐酸增加，能消化蛋白质；半夏含挥发油、氨基酸、β-谷甾醇、胆碱、生物碱、葡萄糖苷和醛类等，具有镇咳、祛痰及止吐等作用，所含的葡萄糖醛酸的衍生物有显著的解毒作用；陈皮含挥发油、橙皮苷、维生素B₁、维生素C等，挥发油对消化道有缓和作用，利于胃肠积气的排出，并且陈皮能促进胃液分泌，有助于消化，还能刺激呼吸道黏膜，使分泌增多，痰液稀释，有利于排出；莱菔子具有抗菌、抗真菌、抗病毒、降压、增加离体兔回肠节律性收缩，抑制小鼠胃排空的作用；连翘浓缩煎剂在体外有抗菌作用，可抑制伤寒沙门菌、副伤寒沙门菌、大肠埃希菌、痢疾志贺菌、白喉棒状杆菌及霍乱弧菌、葡萄球菌、链球菌等。

【用法】每日1剂水煎服，每剂煎取药液至80～120毫升，每日口服5～6次，每次10～30毫升，3日为1疗程。

【方四】疳积膏

【出处】《社区中医药》

【组成】净桃仁11粒，苦杏仁9枚，生栀子11枚，大枣7个，芒硝10克，葱白头7根。

【功用】健脾和胃，散结导滞。

【主治】小儿疳积。

【方解】方中桃仁、苦杏仁、生栀子、大枣、芒硝具有温脾助运、和胃调肠、散结导滞之功，上述药物通过神阙穴渗透和经络传导，发挥药效，从而改善脏腑功能。

【药理】桃仁能降低血管阻力，改善血流动力状况；苦杏仁可作用于呼吸中枢而镇咳平喘；栀子有降压、利胆、解热、镇静、抑菌作用；大枣能增加胃肠黏液，纠正胃肠病损，抗变态反应作用；葱白对皮肤真菌有抑制作用。

【用法】将上药共捣碎，加适量面粉，1枚鸡蛋清及白酒若干将其调成糊状成面团，敷于脐中，外用纱布覆盖后以胶布固定，24小时后取下即可。

【方五】加味生铁落饮

【出处】《国医论坛》

【组成】生铁落（先煎）10～30克，苍术、白术、党参、鸡内金、陈皮、黑芝麻（炒）各4～10克，焦山楂、炒麦芽、炒神曲各5～10克，槟榔

3～8克，炙甘草3克。

【功用】健脾助运，消积导滞，攻补兼施。

【主治】小儿疳积。

【方解】生铁落《神农本草》列为中品，味辛甘，性平散，"能除胸膈中热气，食不下，止烦"；四君子汤健脾益气，以厚中州；苍术运脾；焦三仙、槟榔、陈皮健胃消积，行气导滞；红糖甘缓补中调和；全方药味平和，口感宜人。功能健脾助运，消积导滞，攻补兼施。

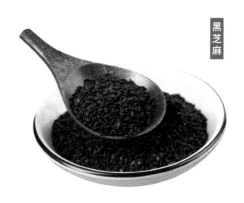

黑芝麻

【药理】现代药理研究证明黑芝麻含丰富的钙、锌等。疳积患儿每多烦躁哭闹，爱发脾气，易激惹，现代研究表明，铁缺乏可影响人的性格，不苟言笑。美国哈佛医学院达基姆教授研究发现：当铁缺乏时，大脑氧化功能明显降低，从而引起大脑血清代谢障碍，出现思维和情绪异常，表现为脾气变大，孤僻，爱哭。神曲含有乳酸杆菌及淀粉酶，助消化，抑制肠管发酵，抑制致病性大肠埃希菌的生长；麦芽含有淀粉酶，能消化糖类；山楂消肉食，刺激胃液分泌，使胃内游离盐酸增加，能消化蛋白质；四君子汤增加机体免疫力，改善肠道血液循环，利于炎症的吸收；槟榔含槟榔次碱等，可治食积、气滞、腹胀、便秘等；铁落能镇静。

【用法】每日1剂，水煎后加红糖适量分两次温服。症状改善后，按比例改汤剂为丸剂，每次服3克，每日3次。3个月为1个疗程。

【方六】健脾化食散

【出处】《湖南中医杂志》

【组成】白术6克，苍术3克，茯苓4克，焦山楂8克，神曲6克，法半夏9克，陈皮3克，砂仁6克，木香2克，黄连2克，枳实2克，使君子、槟榔两药则按年龄及体重可用0.1～1克。

【功用】健脾和胃，消食化积。

【主治】小儿疳积。

【方解】白术补脾益气，燥湿，与苍术皆可升可降，一为阴中之阳，一为阳，一为益气和中，强脾土，一为补中除湿；配茯苓共奏燥湿健脾之功而温运脾胃；枳实能消胃中之虚痞，逐心下之停水；半夏、陈皮破滞气，削坚积，且止呕，消食宽胃；黄连清热燥湿；木香、砂仁理气和胃；焦山楂、神曲皆为消食开胃之品；使君子、槟榔健脾消疳除积杀虫。诸药合用，共奏健脾和胃，消食化积之功。对病程长，体质差且食积轻者，手法宜缓和有节；对病程短，体质壮者，宜用较重快节律手法。

【药理】白术、茯苓能增强淀粉酶的活性和左旋木糖吸收率，以健运脾土，升阳化湿，收敛止泻；苍术醇有促进胃肠道运动作用，对胃平滑肌也有微弱收缩作用；槟榔含槟榔次碱等，可治食积、气滞、腹胀、便秘等；木香含挥发油、生物碱、菊糖等，对支气管平滑肌及小肠平滑肌有解痉作用，有降压作用，并对伤寒沙门菌、痢疾志贺菌、大肠埃希菌，多种真菌有一定的抑制作用；焦山楂、神曲促进消化酶的分泌，可助消化；枳实对胃肠平滑肌有促动力作用，可兴奋胃肠平滑肌，使胃肠运动收缩节律增强而有力，增强胃排空；陈皮的挥发油对消化道有缓和作用，利于胃肠积气的排出，并能促进胃液分泌，有助于消化；法半夏具有镇咳、祛痰及止吐等作用；使君子有麻痹蛔虫头，有明显驱蛔虫、驱蛲虫作用。

【用法】配合推脾土，大肠，七节，按脐摩腹，揉龟尾。每日1次，10次为1个疗程。汤药每日3次口服，每次1剂（随年龄，身高决定剂量）。

🎁 3.5 水痘

水痘是由水痘病毒引起的急性传染病，1～4岁小儿多见，一年四季均有发生，但常见于冬春两季，传染性强。中医称"水花""水喜""水赤豆"等。

【方一】桑菊饮加减

【出处】《实用中医儿科手册》

【组成】桑叶10克,野菊花10克,金银花10克,薄荷(后下)6克,牛蒡子6克,桔梗3克,滑石(包煎)15克,薏苡仁10克,甘草3克。

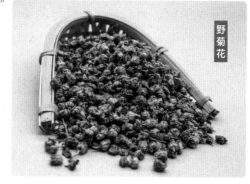

野菊花

【功用】清热解毒,疏风渗湿。

【主治】水痘风热夹湿。

【方解】桑叶、野菊花疏散风热,桔梗、牛蒡子清利咽喉,金银花清热解毒,薄荷利咽喉、清头目,滑石、薏苡仁利水渗湿。

【药理】金银花有抗病毒作用。薄荷含有薄荷醇、薄荷酮等成分,具有镇痛止痒之功。桑叶有抗病原微生物的作用,其煎剂在体外试验对金黄色葡萄球菌、大肠埃希菌、乙型溶血性链球菌及白喉棒状杆菌有较强的抑制作用,另外还有解痉、利尿作用。桔梗含桔梗皂苷、桔梗酸等成分,具有祛痰、抗炎、降胆固醇等作用。滑石所含硫酸镁有吸附和收敛功效,内服能保护肠壁。薏苡仁具有解热、镇静、镇痛、抑制骨骼肌收缩作用。

【用法】水煎服,每日1剂。

【方二】银翘散

【出处】《实用中医儿科手册》

【组成】金银花10克,连翘10克,水牛角(先煎)30克,赤芍10克,牡丹皮10克,生石膏30克,知母6克,生地黄10克,薏苡仁10克,甘草3克。

【功用】清热凉血,解毒祛湿。

【主治】水痘邪热炽盛。

【方解】金银花、连翘清热解毒;赤芍、牡丹皮、水牛角清热凉血、活血祛瘀;生石膏、知母清热泻火;生地黄清热凉血,养阴生津;薏苡仁利水渗湿;甘草调和诸药。

【药理】金银花有抗病毒作用。连翘浓缩煎剂在体外有抗菌作用，可抑制伤寒沙门菌、副伤寒沙门菌、大肠埃希菌、痢疾志贺菌、白喉棒状杆菌及霍乱弧菌、葡萄球菌、链球菌等。赤芍、牡丹皮具有扩张血管、抗栓、抗凝的作用。石膏能抑制发热时过度兴奋的体温调节中枢，抑制汗腺分泌并能降低血管通透性，减少渗出，从而阻断斑疹丘疹形成疱疹，同时促进疱疹迅速结痂干燥。知母含有多种皂苷、烟酸、黏液质，有抗菌、解热、镇静等作用。生地黄具有降压、镇静、抗炎、抗过敏、强心、利尿、调节免疫功能等作用。薏苡仁具有解热、镇静、镇痛、抑制骨骼肌收缩作用。水牛角有强心、降血压、抗炎、镇静、解热作用。

【用法】水煎服，每日1剂。

【方三】验方

【出处】《实用中医儿科手册》

【组成】金银花10克，芦根30克，甘草3克。

【功用】清热解毒生津。

【主治】水痘。

【方解】金银花清热解毒；芦根清热泻火，生津止渴，除烦，止呕，利尿；甘草调和诸药。

【药理】金银花有抗病毒作用；芦根具有解热、镇静、镇痛、降血压、降血糖、抗氧化、抑制骨骼肌收缩作用。

【用法】水煎内服，每日1剂，连服3～4日。

【方四】验方

【出处】《实用中医儿科手册》

【组成】野菊花10克，金银花10克，紫草10克，甘草3克。

【功用】清热解毒凉血。

【主治】水痘。

【方解】野菊花、金银花疏散风热，清热解毒；紫草清热凉血活血；甘草调和诸药。

【药理】菊花、紫草对金黄色葡萄球菌、多种致病性杆菌及皮肤真菌均有一定抗菌作用，并具有降压、缩短凝血时间、解热、抗炎、镇静作用；金银花有抗病毒作用。

【用法】水煎内服，每日1剂，连服3日。

【方五】验方

【出处】《实用中医儿科手册》

【组成】苦参30克，浮萍15克，芒硝30克。

【功用】清热燥湿，透疹止痒。

【主治】水痘。

【方解】苦参清热燥湿；浮萍发汗解表，透疹止痒，利尿消肿；芒硝清热消肿。

【药理】苦参有抑制细菌和真菌、利尿、抗炎、抗过敏、镇静、平喘等作用；浮萍有利尿、解热及抑菌作用；芒硝所含主要成分为硫酸钠，能使肠道引起机械性的刺激，促进肠蠕动而致泄。

【用法】煎水外洗，每日两次。

【方六】验方

【出处】《实用中医儿科手册》

【组成】忍冬藤10克，车前草15克，板蓝根15克，蒲公英15克。

【功用】清热解毒，渗湿利水。

【主治】水痘。

【方解】忍冬藤、板蓝根、蒲公英清热解毒；车前草利水渗湿。

【药理】忍冬藤、板蓝根、蒲公英有抗细菌和病毒、抗炎、解热作用；车前草有利尿、祛痰、抑菌作用。

【用法】煎汤外洗。

3.6 鹅口疮

鹅口疮是婴幼儿的常见病之一，是由白色念珠菌感染所致的口腔炎症，状似鹅口，白屑似雪的乳婴儿常见病，又称"雪口"，现代医学称"念珠菌病"。中医学认为，小儿胎中受热，蕴于心脾，心脾积热上薰；禀赋不足；体质素弱；护理不当，致口腔不洁，感染邪毒而引起，多见于新生儿，营养不良，消化不良及免疫缺陷之婴儿。现代医学认为新生儿、婴儿因口腔不洁、黏膜损伤、营养不良、慢性腹泻或长期应用广谱抗生素（包括成人）、肾上腺皮质激素导致消化道菌群失调机体抵抗力低下时，口内白色念珠菌迅速生长而发病，其典型症状是口腔黏膜上出现白色点状或乳凝块样物，布满颊部、舌、齿龈、上腭等处。

【方一】验方

【出处】《简易普济良方》

【组成】马牙硝。

【功用】清热消肿。

【主治】小儿鹅口疮。

【方解】芒硝在盆中煎炼时，凝结在下层，质精者称为朴硝；在上层，有芒状结构者称为芒硝，有牙状结构者，称为马牙硝。气味：苦、寒、无毒。有清热消肿的作用。

【药理】芒硝所含主要成分为硫酸钠，能使肠道引起机械性的刺激，促进肠蠕动而致泄。

【用法】研细于舌上掺之，日三五度。

【方二】验方

【出处】《黎居士简易方》

【组成】密陀僧。

【功用】杀虫收敛。

【主治】小儿鹅口疮。

【方解】性味咸、辛、平，有毒。有杀虫收敛之功。

【药理】密陀僧膏2%浓度时在试管中对共心性毛癣菌、堇色毛癣菌、红色毛癣菌及铁锈色小芽孢菌呈抑制作用；在4%浓度时，对絮状表皮癣菌、石膏样毛癣菌、足趾毛癣菌等均呈抑制作用。水浸剂（1:3）在试管内对多种皮肤真菌也有不同程度的抑制作用。能与蛋白质结合而成蛋白铅。有收敛局部黏膜血管，而庇护溃疡面和减少黏液分泌的作用。

【用法】调涂脚心，疮愈洗去。

【方三】验方

【出处】《家用良方》

【组成】赤小豆24粒。

【功用】清热利水。

【主治】小儿鹅口疮。

【方解】赤小豆清热利水。

【药理】赤小豆有抑菌、利尿的作用。

【用法】捣研成末，以醋调和，频频涂之。

【方四】清火口疳散

【出处】《广西中医药》

【组成】①清火散：黄连、黄柏、青黛各3克，黄芩5克，石膏8克，冰片0.2克，薄荷脑0.1克，共研细末，100目筛过筛，上一料分8包；②口疳散：玄明粉6克，煅石膏8克，青黛1克，冰片、血竭各0.4克，薄荷脑0.1克，共研细末备用。

【功用】清热泻火。

【主治】小儿鹅口疮。

【方解】清火散清胃泻火、釜底抽薪治其本；外用口疳散祛腐解毒、燥湿生肌，直达病所治其标。

【药理】黄连、黄芩、黄柏具有广泛抗菌作用，对金黄色葡萄球菌、溶血性链球菌等均有抑制作用。青黛有抗癌、抗菌、保肝作用。石膏能抑制发热时过度兴奋的体温调节中枢，抑制汗腺分泌并能降低血管通透性，减少渗出，从而阻断斑疹丘疹形成疱疹，同时促进疱疹迅速结痂干燥。薄荷含有薄荷醇、薄荷酮等成分，具有镇痛止痒之功。冰片对金黄色葡萄球菌有抑制作用。

【用法】清火散每次服1包（1岁内小儿剂量减半），每日两次，早晚空腹服。口疳散每日3～5次敷患处（局部淡盐水拭洗后敷药）。

【方五】生地蒺钩汤

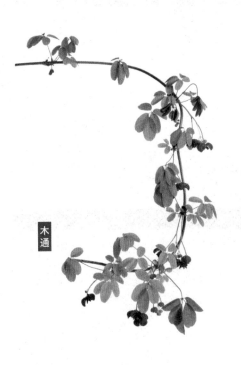

木通

【出处】《新中医》

【组成】生地黄3克，白蒺藜2克，钩藤2克，木通4克，淡竹叶3克，蝉蜕1克，甘草1克。

【功用】祛风清热，解毒除湿。

【主治】小儿鹅口疮。

【方解】方中以生地黄凉血解毒；钩藤、白蒺藜、蝉蜕祛风清热；木通、淡竹叶、甘草清热除湿解毒。

【药理】生地黄具有降压、镇静、抗炎、抗过敏、强心、利尿、调节免疫功能等作用。蝉蜕有抗惊厥、解热的作用。淡竹叶有抑菌、退热作用。木通有利尿、抗菌作用。钩藤有降压、镇静、抗栓、抗凝的作用。白蒺藜有降压、利尿、强心、提高免疫力、抗过敏等作用。

【用法】每日1剂，浓煎，分数次频频喂服，此为15日以内的婴儿分量，可按年龄大小增减，并配合搽口末药，除去口腔内的白膜防止落而再生。口末药组成：天然硼砂50克，明雄黄20克，牛黄3克，儿茶3克，人中白10克。上5味共研极细末，再过筛瓶贮备用。每治1例鹅口疮3～5克便足够，用洁净的竹片或明亮光滑的纸片蘸黄豆大小的药末于婴儿舌上即可。

【方六】蓖麻外敷散

【出处】《天津中医》

【组成】蓖麻子、吴茱萸各30克，大黄、制天南星各60克，共研成极细末。

【功用】清热解毒，引火下行。

【主治】小儿鹅口疮。

【方解】方中蓖麻子清热利湿，消毒拔毒；吴茱萸开郁化滞去湿；大黄泄滞导浊，通利腑气；制天南星有燥湿化痰之功。外敷贴于涌泉穴，以引邪毒下行。

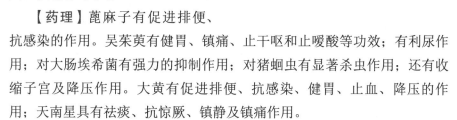

大黄

【药理】蓖麻子有促进排便、抗感染的作用。吴茱萸有健胃、镇痛、止干呕和止嗳酸等功效；有利尿作用；对大肠埃希菌有强力的抑制作用；对猪蛔虫有显著杀虫作用；还有收缩子宫及降压作用。大黄有促进排便、抗感染、健胃、止血、降压的作用；天南星具有祛痰、抗惊厥、镇静及镇痛作用。

【用法】用时用鸡蛋清调成糊状，每晚临睡前贴于涌泉穴处，用胶布固定，第二日早上取下。上药1料共分5次贴完，每5次为1个疗程。

 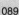

3.7 小儿麻痹症

　　小儿麻痹症是小儿神经系统传染病，多见于夏秋季节，以弛缓性瘫痪为特征。主要由于脊髓灰质炎病毒混入饮食里经口传染，少数也可由呼吸道传染。1～5岁以下儿童为多见。本病属于中医学"湿痹""痿证"范畴。证见突然发热（类似感冒）、烦躁、不安、多汗、全身疼痛，发热后肢体突然出现弛缓性瘫痪，多发生在下肢。

【方一】验方

【出处】《浙江中医杂志》

【组成】生草乌、干姜、桂枝、伸筋草、川芎、丹参、络石藤、鸡血藤各6克。

【功用】温经散寒，化瘀通络。

【主治】早期小儿麻痹症。

【方解】川芎、丹参、鸡血藤活血化瘀通络；桂枝温经通络；伸筋草、络石藤祛风通络；生草乌祛风通络；干姜温经散寒。

【药理】川芎具有扩张血管、抗栓、抗凝的作用；丹参能改善血液流变性，降低血液黏度，抑制血小板和凝血功能，激活纤溶，对抗血栓形成；草乌可以加速血液循环；桂枝有降温解热，抑菌、健胃、利尿、强心、镇痛、镇静、抗惊厥，止咳祛痰的作用；干姜有镇静、镇痛、抗炎、止呕及升压作用；鸡血藤水提物及酊剂有明显的抗炎作用，并对免疫系统有双向调节功能；络石藤甲醇提取物对动物双足浮肿、扭体反应有抑制作用，可抗痛风，能抑菌，降压。

【用法】将上药煎汤，待稍温后加白酒100毫升浸浴患处，每日1次。

【方二】验方

【出处】《中草药外治验方选》

【组成】寻骨风根、威灵仙各30克，半边莲240克。

【功用】清热解毒，祛风通络。

【主治】小儿下肢麻痹症。

【方解】寻骨风根、威灵仙祛风湿，通经络；半边莲清热解毒，利水消肿。

【药理】寻骨风有镇痛、抗炎、解热作用；威灵仙有促进肠平滑肌运动和调节胃肠运动功能，抗利尿、镇痛、降血糖、降血压、利胆、抑菌的作用；半边莲有利尿、降血压、抑菌、止血、对神经系统有先兴奋后抑制的作用。

【用法】将上药加清水2 000毫升，煎沸后，将上药液倒入杉木水桶内，并放一小木凳于桶中，嘱患儿脱去裤袜，坐于桶口，将足踏在小木凳上，并用厚毛巾将水桶口围起，勿使热气外散。趁热熏洗患处，至药水不烫时，取出木凳，将小儿患足浸入水中洗泡。每日早、中、晚各1次。

【方三】验方

【出处】《常见病中草药外治疗法》

【组成】麻黄、杜仲、川乌、草乌、当归各9克，花椒6克，续断、党参各12克，黄芪30克。

【功用】益气活血，温经通络。

【主治】小儿麻痹症末期。

【方解】川乌、草乌祛风湿，温经通络；杜仲、续断祛风湿，强筋骨，补肝肾；麻黄发散骨肉内里风湿之邪；当归养血活血，通经络；花椒祛湿利水；党参、黄芪补气生肌。

【药理】川乌有明显的抗炎、镇

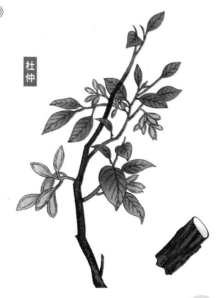

杜仲

痛作用；杜仲具有调节细胞免疫平衡的功能；麻黄具有兴奋中枢神经系统的作用；当归具有扩张血管、抗栓、抗凝的作用；党参增加机体免疫力，改善肠道血液循环，利于炎症的吸收；黄芪具有增强肌体的免疫功能，强心、降压、降血糖、利尿、抗衰老、抗肿瘤、抗疲劳、抗病毒、镇静、镇痛等作用；续断有抗维生素E缺乏症的作用，对疮疡有排脓、止血、镇痛、促进组织再生作用；花椒有镇痛抗炎，杀细菌和真菌，杀疥螨的作用。

【用法】将上药加清水适量水煎，过滤去渣，将药液倒入盆内，趁热先熏后洗患肢。每日1～2次。

【方四】甘露消毒丹加减

【出处】《实用中医儿科手册》

【组成】藿香10克，黄芩10克，射干10克，白豆蔻（后下）6克，滑石（包煎）15克，葛根10克，姜半夏10克，薏苡仁10克，焦楂曲即焦山楂和焦神曲各10克，甘草6克。

【功用】解表清热，疏风利湿。

【主治】小儿麻痹症邪侵肺胃型。

【方解】藿香、白豆蔻芳香化湿；姜半夏燥湿化痰；黄芩善清上焦湿热；滑石、薏苡仁清热利水；葛根清热解肌；射干清热解毒；甘草调和诸药。

【药理】藿香能促进胃液分泌，增强消化力，对胃肠有解痉作用，并有防腐、抗菌作用；葛根能直接扩张血管，使外周阻力下降；射干对外感及咽喉疾患中的某些病毒也有抑制作用；黄芩具有广泛抗菌作用；半夏含挥发油、氨基酸、β-谷甾醇、胆碱、生物碱、葡萄糖苷和醛类等，具有镇咳、祛痰及止吐等作用；所含的葡萄糖醛酸的衍生物有显著的解毒作用；山楂消肉食，刺激胃液分泌，使胃内游离盐酸增加，能消化蛋白质。

【用法】水煎服，每日1剂。

3.8 腮腺炎

腮腺炎又称痄腮，是由腮腺炎病毒引起的急性呼吸道传染病。主要表现为发热，单侧或双侧耳下腮腺肿大，疼痛及压痛。小儿可并发脑膜脑炎，成人患者可并发睾丸炎，而并发卵巢炎者少见。

本病常见于儿童，尤以5～9岁小儿为多。全年均可发病，但以冬、春二季最多。发病以散发为主，亦可引起流行。腮腺炎的病情轻重差异较大，轻者仅见腮肿，患儿无所痛苦；重者可见高热、头痛、烦躁、口渴，或伴有呕吐等，但预后多较良好。个别病例可因瘟毒内陷而发生痉厥、昏迷。

腮腺炎为常见的病毒性传染病，对儿童健康危害较大，因此应做好预防工作。例如，在本病流行期间注射流行性腮腺炎减毒活疫苗，服用板蓝根煎剂等，均有一定预防效果。

【方一】

【组成】柴胡3克，升麻3克，连翘5克，薄荷5克，牛蒡子5克，僵蚕5克，板蓝根9克，马勃3克，黄芩5克，桔梗5克。

【功用】清热解毒，疏肝泄胆。

【主治】适用于腮腺炎腮腺肿大期。症见恶寒发热，头痛不适，纳呆或恶心呕吐，甚者抽风，经1～2日腮腺部焮热肿痛，先一侧继及另侧，咀嚼困难，同时热增、面红、口渴、尿赤、舌尖红、苔黄、脉滑数、指纹青紫。

【用法】水煎，分3次服，每日1剂。

【按语】表解里热者，去薄荷；热毒盛者，加夏枯草5克，龙胆草5克，蒲公英9克；呕吐者，加竹茹4克；腮腺肿甚者，加敷中成药如意金黄散；抽风者，加钩藤6克，蜈蚣2克；腹痛者，加槟榔5克，厚朴5克。

【方二】

【组成】夏枯草6克，玄参5克，全瓜蒌5克，浙贝母4克，牡蛎10克，大青叶5克，板蓝根6克，王不留行4克。

【功用】软坚散结，清解余热。

【主治】适用于腮腺炎腮腺消散期。症见发热经3～4日开始下降，随之肿大的腮腺开始消散；但漫肿而硬，或睾丸肿痛者，舌苔黄而干，脉数。

【用法】水煎，分3次服，每日1剂。

【按语】腮腺漫肿而消迟者，加海藻5克，昆布5克；睾丸肿痛甚者，加龙胆草5克，荔枝核6克，川楝子6克。

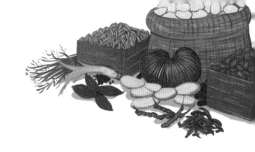

第4章　五官科疾病

4.1 睑缘炎

　　睑缘炎是睑缘表面、睫毛毛囊及其腺体组织的亚急性或慢性炎症，是一种常见的慢性外眼病。按其临床特点可分为鳞屑性睑缘炎、溃疡性睑缘炎和眦部睑缘炎三种类型。

　　中医称睑缘炎为"睑弦赤烂"，以睑弦红赤、溃烂、刺痒（遇风尤甚）为主要表现，俗名"烂眼边""红眼边"。病变发生在眦部者，称"眦帷赤烂"，又名"眦赤烂"；婴幼儿患此病者，称"胎风赤烂"。本病常为双眼发病，病程长，病情顽固，时轻时重，缠绵难愈。

【方一】苦参汤

　　【出处】《中医眼科临床实践》

　　【组成】苦参12克，五倍子、黄连、防风、荆芥穗、蕤仁各9克，白矾、白菊花各9克。

　　【功用】清热渗湿，化腐生肌。

　　【主治】溃疡性睑缘炎，症见睑缘红赤糜烂，结痂，甚或出脓出血者。

　　【方解】方中以苦参、黄连泻其火，防风、荆芥穗、白菊花清其热，再以五倍子、蕤仁、白矾利湿、止痒，共奏清热渗湿、化腐生肌之功。

　　【药理】现代药理研究表明苦参具有杀虫、抗炎及调节免疫功能，其有效成分可通过抑制T细胞功能，抑制特异性组胺释放来抗炎，从而提高免疫活性细胞的功能，对急性期睑缘炎的红斑、糜烂、渗液等皮肤损害，效果明显。

【用法】将上药加清水600毫升，煎沸5分钟，用纱布过滤，将药液倒入大碗内，待温时，用药棉蘸药水洗患眼部15分钟。每日洗3次，每剂可连洗3日。

【方二】龙胆汤

【出处】《外治汇要》

【组成】龙胆草、滑石各15克，甘草5克，防风、细辛、川芎各10克。

【功用】祛风清热，燥湿化瘀。

【主治】湿热偏重型睑缘炎，症见睑弦红赤、溃烂、结痂，睫毛成束，痒痛并作，眵泪胶黏。

【方解】方中龙胆草泻肝胆实火，川芎引药上行，防风、细辛、滑石祛风收湿止痒，甘草调和诸药。

【药理】现代药理研究发现龙胆草含龙胆苦苷、龙胆碱等，具有明显的抗炎消肿作用，并能抑杀细菌。滑石撒布皮肤创面，能形成被膜，防止刺激，保护创面，吸收分泌物，促进结痂。

【用法】将上药加水500毫升，煮沸15分钟后去渣，待温外洗患部。每日洗2～3次，每剂用1日。

【方三】苦黄汤

【出处】《百病中医熏洗熨擦疗法》

【组成】苦参20克，川黄连6克，川黄柏10克。

【功用】清热，泻火，除湿。

【主治】溃疡性睑缘炎。

【方解】方中苦参清热燥湿，祛风止痒；川黄连、川黄柏清热泻火燥湿解毒。

【药理】现代药理研究表明苦参、黄连、黄柏均有较强的广谱抗菌作用，对多种细菌毒素亦有明显的拮抗作用。

【用法】将上药加清水500毫升，煎沸5分钟，过滤取汁倒入碗内，待温时用药棉球蘸药水洗涤眼睑患处，每日洗3次，每剂可用两日。

【按语】痒甚者加花椒3克，以止痒。忌烟、酒、辛辣、腥味及其他发物。注意眼部卫生，禁止揉擦。

【方四】除湿汤

【出处】《眼科纂要》

【组成】连翘15克，滑石9克，车前子6克，枳壳6克，黄连3克，黄芩9克，甘草6克，荆芥12克，防风12克，陈皮6克，茯苓12克。

【功用】清热除湿，祛风止痒。

【主治】湿热偏盛型睑弦赤烂，症见睑弦红赤溃烂，出血、溢脓、眵泪胶黏。

【方解】方中荆芥、防风祛风；滑石、车前子、茯苓清热除湿；黄连、黄芩、连翘、甘草清热解毒；枳壳、陈皮调理脾胃气机，以助化湿。可酌加蝉蜕、白蒺藜祛风止痒。

【药理】黄芩具有较广的抗菌谱，其中对金黄色葡萄球菌和铜绿假单胞菌作用较强；其抑菌主要有效成分为黄芩素和黄芩苷。

【用法】水煎内服，每日1剂，每日两次。

【方五】银翘散

【出处】《温病条辨》

【组成】金银花12克，连翘12克，薄荷6克（后入），淡豆豉9克，荆芥穗12克，牛蒡子12克，桔梗9克，甘草6克，淡竹叶12克，芦根12克。

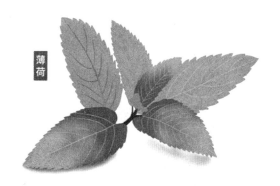

薄荷

【功用】祛风止痒，清热凉血。

【主治】睑弦红赤干燥而起鳞屑者。

【方解】本方以薄荷、淡豆豉、荆芥穗、桔梗、牛蒡子疏风解表，金银花、连翘清热解毒，配淡竹叶、芦根、甘草以助清热。

【药理】金银花、连翘均具有抗炎、解热、提高免疫功能，促进白细胞吞噬功能。

【用法】水煎内服，每日1剂，每日两次。

【方六】洗烂弦风眼赤肿方

【出处】《中医眼科历代方剂汇编》

【组成】五倍子（炒）、苦参各12克，荆芥、薄荷、黄连各15克，川花椒、白芷、赤芍、川芎、当归、艾叶、陈皮、地骨皮、柴胡、桑叶、朴硝、防风各10克，槐枝24克。

【功用】清热解毒，活血化瘀，祛风止痒。

【主治】鳞屑性睑缘炎。

【方解】方中苦参、薄荷、黄连、桑叶清热解毒，地骨皮清虚热，赤芍、川芎、当归、艾叶、槐枝活血化瘀，荆芥、防风祛风止痒。

【药理】五倍子有沉淀蛋白质的作用，皮肤溃疡面、黏膜与其接触，机体蛋白被凝固形成一层保护膜，起到收敛作用，同时血管被压迫，血液凝固而有止血作用，并能抗病毒、抗菌。

【用法】将上药共煎浓汁、去渣，再入铜绿、轻粉、明矾、硼砂（共为细末）各1.5克，胆矾、青盐（共为细末）各3克。将用过的锈花针7根，投入药汁中，入瓷罐收贮，埋土内7日，退火毒。滤取药汁，露1宿。每次用药汁少许，蒸热，纱布蘸洗眼。

4.2 溃疡性角膜炎

溃疡性角膜炎，又称化脓性角膜炎，是感染性致病因子由外侵入角膜上皮细胞层而发生的炎症。以眼碜涩疼痛或剧痛，畏光流泪，视物下降为主要表现。

该病属中医学"花翳内陷""凝脂翳"和"蟹睛"等范畴，是一种常见的外眼病。初起畏光，流泪，感到胀痛，生眵，视物不清，眼睑肿胀，或伴头痛，结膜红赤，角膜有点状或片状灰白色，渐则形成溃疡，甚则溃疡穿孔，虹膜脱出。

【方一】加味修肝散

【出处】《银海精微》

【组成】栀子、薄荷、羌活、荆芥、防风、麻黄、大黄、连翘、黄芩、当归、赤芍、菊花、木贼、桑螵蛸、白蒺藜、川芎、甘草各30克。

【功用】疏风清热。

【主治】肺肝风热型花翳白陷。

【方解】方中羌活、荆芥、防风、麻黄、菊花、木贼、桑螵蛸、薄荷辛散风邪，明目退翳；栀子、黄芩、大黄、连翘清热泻火解毒；当归、赤芍、川芎活血行滞。

【药理】本方所用栀子、羌活、荆芥、防风、麻黄、连翘、黄芩对细菌有较强的抑制作用，薄荷所含薄荷醇作用于皮肤或黏膜的神经末梢，血管收缩，局部产生清凉感，同时麻痹神经末梢，发挥消炎、止痛、止痒作用。

【用法】上药为末，每次15克，水煎，入酒温服。

【方二】泻肝散

【出处】《银海精微》

【组成】玄参、大黄、黄芩、知母、桔梗、车前子各30克，羌活、龙胆草、当归、芒硝各等份。

【功用】通腑泻热。

【主治】花翳白陷热炽腑实证，以翳从四周蔓生，迅速扩展串连，漫掩瞳神为要点。

【方解】黄芩、龙胆草、知母苦寒清热；大黄、芒硝通腑泄热；车前子清热利尿；大便

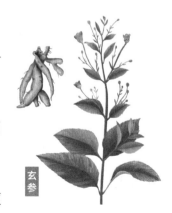

玄参

通，小便利，火从下泻；羌活祛风止痛；玄参滋阴；当归活血。

【药理】现代药理研究发现玄参有扩张血管的作用，能促进局部血液循环而消除炎症，对真菌有抑制作用。

【用法】共为末，每次15克，水煎，饭后服之。

【方三】当归四逆汤

【出处】《伤寒论》

【组成】当归10克，桂枝6克，白芍6克，细辛3克，甘草6克，通草9克，大枣2枚。

【功用】温阳散寒。

【主治】花翳白陷阳虚寒凝证，以黑睛生翳溃陷，迁延不愈及四肢不温为要点。

【方解】方中当归补血和血，桂枝温经通脉为君，白芍补营血，细辛散寒邪，通草通经脉，甘草、大枣调和诸药。共奏温阳散寒之效。

【药理】实验研究证明本方能够扩张血管，起到改善末端循环障碍和镇痛、抗炎作用。

【用法】水煎服，每日1剂，每日两次。

【方四】新制柴连汤

【出处】《眼科纂要》

【组成】柴胡10克，黄芩10克，赤芍10克，蔓荆子10克，栀子10克，木通、荆芥、防风、龙胆草、黄连各6克，甘草3克。

【功用】疏风清热。

【主治】风热壅盛型凝脂翳，以黑睛外伤生翳小，如覆薄脂为要点。

【方解】方中柴胡、蔓荆子、荆芥、防风疏风散邪止痛；黄连、黄芩、栀子、龙胆草清肝泻火退赤；赤芍、木通清热活血，退赤止痛；甘草清热和中。

【药理】现代药理研究发现柴胡煎剂对体液免疫和细胞免疫均有增强作用，对病毒亦有抑制作用，方中黄芩、栀子、荆芥、防风、龙胆草、黄连对细菌有杀灭作用。

【用法】水煎服，每日1剂，每日两次。

【方五】四顺清凉饮子

【出处】《审视瑶函》

【组成】当归、龙胆草、桑白皮、车前子、生地黄、赤芍、枳壳各12克，黄芩、柴胡、羌活、木贼、黄连、熟大黄、防风、川芎各10克，炙甘草6克。

【功用】泻火解毒。

【主治】热盛腑实型凝脂翳，以白睛混赤、黑睛凝脂深陷如窟、色黄绿、黄液上冲及全身症状为要点。

【方解】方中龙胆草、柴胡清肝胆之火；黄芩、桑白皮清肺火；黄连清心火；生地黄、赤芍清血热；当归、川芎行气活血，消血分壅滞；羌活、木贼、防风祛风退翳；车前子清理小便；枳壳、熟大黄通利大便使邪火从二便出，通腑泄热，釜底抽薪，以减轻眼部壅滞。

【药理】现代药理研究发现龙胆草含龙胆苦苷、龙胆碱等，具有明显的抗炎消肿作用，并能抑杀细菌。柴胡煎剂对体液免疫和细胞免疫均有增强作用。

【用法】水煎服，每日1剂，每日两次。

【按语】赤热肿通严重者，可加犀角（以水牛角代替）、牡丹皮、乳香、没药凉血化瘀；眼眵黄绿，邪毒炽盛者加金银花、蒲公英、菊花等清热解毒。

【方六】滋阴退翳汤

【出处】《眼科临床笔记》

【组成】知母、生地黄、玄参、麦冬、刺蒺藜、木贼、青葙子、菟丝子各10克，菊花、蝉蜕各6克，甘草3克。

【功用】扶正祛邪，滋阴退翳

【主治】凝脂翳后期偏于阴虚者。

【**方解**】知母、生地黄、玄参、麦冬滋阴养液，病情恢复，渐结瘢痕翳障，故用刺蒺藜、木贼、青葙子、菊花、蝉蜕退翳除障，菟丝子补益肝肾，甘草调和诸药，合之达滋阴退翳之功。

【**药理**】现代药理研究发现生地黄有抗炎和抑制多种真菌生长作用，玄参有扩张血管的作用，能促进局部血液循环而消除炎症。麦冬可使周围血液中白细胞增多，增强体液免疫力，提高适应外界刺激的能力。

【**用法**】水煎服，每日1剂，每日两次。

4.3 急性传染性结膜炎

急性传染性结膜炎是球结膜受各种不同的细菌和过滤性病毒感染而引起的，是一种传染性较强的眼病。本病全年均可发生，多见于春夏季节，发病急，双眼同时发病或略有先后，以明显的结膜充血及黏膜脓性分泌物为其主要特点。

根据不同的致病原因，可分为细菌性结膜炎和病毒性结膜炎两类。由细菌感染引起的结膜炎，称急性卡他性结膜炎；由病毒感染引起的结膜炎，称急性出血性结膜炎或流行性出血性结膜炎。临床表现为初起时自觉有异物感、烧灼、刺痛及畏光感觉，分泌物增多，细菌性结膜炎常有脓性分泌物，轻度怕光和异物感但视力不影响，儿童患此病后，眼睑红肿比成年人更重，分泌物可带血色、睑结膜上可见灰白色膜，此膜能用棉签擦掉，但易再生。病毒性结膜炎的分泌物为水样或粘黏，球结膜下可有出血，角膜可因细小白点混浊而影响视力，有时还可伴有同侧耳前淋巴结肿大，有压痛。本病主要经接触患者的眼部分泌物传染。

该病属中医学"暴风客热"和"天行赤眼"范畴，是一种急性传染性外眼病。

【**方一**】洗肝散

【**出处**】《中国中医眼科杂志》

【组成】龙胆草、川芎各9克，栀子、薄荷（后下）、防风、羌活各10克，当归尾12克，生地黄15克，大黄、甘草各6克。

【功用】清热祛风，清肝活血，除湿止痒。

【主治】急性卡他性结膜炎。

【方解】洗肝散中龙胆草、栀子清肝泄热燥湿；大黄泻火解毒，导热下行，且能消瘀；当归尾，川芎养血溶血；薄荷、防风、羌活疏风清热止目痒、止目痛；生地黄养阴清热；甘草调和诸药。

【药理】现代药理研究发现龙胆草含龙胆苦苷、龙胆碱等，具有明显的抗炎消肿作用，并能抑杀细菌。薄荷所含薄荷醇作用于皮肤或黏膜的神经末梢，血管收缩，局部产生清凉感，同时麻痹神经末梢，发挥消炎、止痛、止痒作用。

【用法】每日1剂，早晚两次温服。晚上服药后再用药渣煎液熏洗眼部15分钟。

【方二】消赤汤

【出处】《江西中医药》

【组成】柴胡、木通、紫草、川芎、赤芍、荆芥、大黄各10克，甘草各6克，石膏30克。

【功用】疏风泻热，解毒化瘀。

【主治】流行性出血性结膜炎。

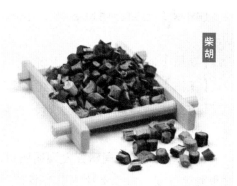

柴胡

【方解】方中柴胡、荆芥疏风清热解毒，川芎、赤芍、紫草、大黄活血消瘀，石膏泻热，甘草调和诸药。

【药理】本方所用药物柴胡、木通、紫草、薄荷等皆有较好的抑制病毒作用。

【用法】每日1剂，两次分服。每次药物煮沸后，用药液的热气熏眼直至药凉为止。

【方三】祛风参芩汤

【出处】《中国中医眼科杂志》

【组成】生地黄24克，赤芍12克，黄芩、羌活、徐长卿、苦参、生甘草各10克，麻黄6克。

【功用】祛风清热，除湿明目。

【主治】急性出血性结膜炎。

【方解】方中羌活、苦参清热疏风，麻黄辛温散风，徐长卿除湿清热，生地黄养阴清热，赤芍活血养血，甘草调和诸药。

【药理】本方所用羌活、苦参、黄芩、赤芍对细菌有较强的抑制作用。

【用法】水煎，每日1剂，分两次服。

【方四】红眼洗方

【出处】《百病中医熏洗熨擦疗法》

【组成】当归、明矾各6克，花椒9克，川大黄15克，芒硝、菊花各10克。

【功用】清热散风，消肿止痛。

【主治】急性结膜炎，各种红眼病。

【方解】方中明矾、川大黄、芒硝泻热除湿止痛，花椒、菊花散风邪，当归活血养血。

【药理】现代药理研究发现明矾可从细胞吸收水分，使之脱水收缩，减少腺体分泌，减少炎性渗出而消炎；并可使局部小血管收缩，血液凝固而止血，低浓度可有消炎、收敛、防腐作用。对多种细菌有抑制作用。

【用法】将上药（除芒硝外）加清水煎两次，每次煮沸15分钟。两次共取药汁600毫升，混匀，倒入大碗内，加入芒硝溶化搅匀，用毛巾将碗围之，嘱患者睁目俯碗上，趁热熏目、洗目，每次不少于30分钟，多则更好，不热可加温洗之。每日1剂，每日熏洗3次。

【方五】三花汤

【出处】《百病中医熏洗熨擦疗法》

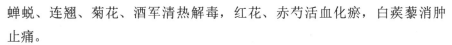

【组成】金银花15克，蒲公英24克，红花、薄荷、蝉蜕各9克，连翘、白蒺藜、菊花、赤芍各12克，酒军3克。

【功用】清热解毒，活血化瘀，消肿止痛。

【主治】急性结膜炎。

【方解】金银花、蒲公英、薄荷、蝉蜕、连翘、菊花、酒军清热解毒，红花、赤芍活血化瘀，白蒺藜消肿止痛。

【药理】现代药理研究发现蒲公英含有蒲公英固醇、蒲公英苦素，能提高外周血淋巴细胞母细胞转化率，激发机体免疫功能，并对细菌有抑制作用。红花黄素可增加与改善纤维蛋白溶酶活性，改善微循环。

【用法】将上药加清水1 000毫升，煎沸5分钟，取药汁300毫升，分两次内服，将所剩药液倒入大碗内，用毛巾将碗围之，嘱患者睁目俯碗上，趁热熏目、洗目，每次15～30分钟。每日1剂，日熏洗3次。

【按语】临证使用时，宜随症加减：若邪在卫表加荆芥、防风；邪入气分、出现里热证者，加石膏、黄芩；入里，侵犯肝经，加龙胆草、紫草；邪传脾经，加栀子、茵陈；热毒旺盛者，加大青叶、重楼、石膏。

【方六】竹叶汤

【出处】《外台秘要》

【组成】淡竹叶3握，黄连30克，古铜钱14枚，大枣（去核）10枚，栀子15克，车前草（切细）100克，秦皮30克。

【功用】清热解毒，利水消肿。

【主治】流行性出血性结膜炎。

【方解】淡竹叶清热利水、退目赤肿，黄连、栀子、车前草、秦皮清热解毒。

【药理】现代药理研究发现本方所用栀子、黄连对细菌有较强的抑制作用，秦皮所含秦皮素、鞣质等能抑制组织胺所致的局部毛细血管通透性增加，另可镇痛、抑菌。

【用法】将上药共研粗末，加清水3000毫升，煎至1500毫升，将药液倒入小盆内，微热洗目（患眼），反复洗之，每次洗30分钟，冷则重暖。每日两次。

4.4 睑腺炎

睑腺炎又名麦粒肿，即细菌（主要是葡萄球菌）由睑腺开口处进入睫毛根部的皮脂腺或眼睑深部的睑板腺而致的急性化脓性炎症。发生于睫毛、毛囊或周围的皮脂腺者，称为外睑腺炎；发生于睑板腺者，称为内睑腺炎。这是一种普通的眼病，人人可以罹患，多发于青年人，预后较好，无损于视力，但反复或多发者，日后可能影响眼睑外观或功能。

睑腺炎中医称其为"针眼"，又称"土疳""土疡"。临床表现为局部红肿硬结，推之不移。局限于眼睑部，形如麦粒，痒痛并作，继则红肿热痛加剧，拒按，初起多伴有表证，后期多溃破流脓。

【方一】芩薄汤

【出处】《浙江中医杂志》

【组成】黄芩6克，薄荷3克。

【功用】清热解毒，疏风明目。

【主治】内、外睑腺炎。

【方解】本方中黄芩有清热解毒，消炎退肿之功；薄荷有疏散风热，清利头目之效，两药配合，相得益彰。

【药理】现代药理研究表明，黄芩的抗菌谱较广，薄荷所含薄荷脑能兴奋中枢神经，扩张毛细血管，麻痹末梢神经，两药合用具有消炎、止痒、止痛等作用。

【用法】水煎，每日1剂，分2～3次服，5日为1个疗程。

【方二】秦皮汤

【出处】《普济方》

【组成】秦皮、黄连（去须）、细辛（去苗叶）各60克，黄柏15克，青盐30克。

【功用】清热燥湿，消肿止痒。

【主治】内、外睑腺炎。

【方解】方中秦皮、黄连、黄柏清热燥湿解毒，细辛祛风止痛，青盐消肿止痒。

【药理】现代药理研究发现秦皮所含秦皮素、鞣质等能抑制组织胺所致的局部毛细血管通透性增加，另可镇痛、抑菌。细辛有镇痛、抗炎、局部麻醉作用。

【用法】将上药共研末，和匀。每用30克，以水3盏，煎取1盏半，去渣，趁热洗患眼，洗后避风。每日洗3次。

【方三】解毒汤

【出处】《百病中医熏洗熨擦疗法》

【组成】野菊花、蒲公英、紫花地丁、肿节风各等份。

【功用】清热解毒，消肿止痛。

【主治】睑腺炎，红肿疼痛。

【方解】本方用野菊花、蒲公英、紫花地丁清热解毒，肿节风散结消肿止痛。

【药理】现代药理研究发现蒲公英含有蒲公英固醇、蒲公英苦素，能提高外周血淋巴细胞母细胞转化率，能激发机体免疫功能，并对细菌有抑制作用。紫花地丁有广谱抗菌作用，对痢疾志贺菌、金黄色葡萄球菌、肺炎双球菌、结核分枝杆菌等均有一定抑制作用。

【用法】一般共取80克，加清水1000毫升，煎数沸，先取药汁200毫升，每日分两次内服，再将剩余药液倒入碗内，趁热先熏后洗患眼。最后将毛巾浸透，热敷患处。每日1剂，每日洗2～3次。

【方四】四黄膏

【出处】《中国中医眼科杂志》

【组成】大黄、黄柏、黄芩、黄连各等份。

【功用】清热燥湿，攻积祛瘀。

【主治】睑腺炎，睑缘局部红肿压痛。

【方解】方中大黄泻火攻积，黄柏、黄芩、黄连清热燥湿解毒。

【药理】现代药理研究表明黄连所含黄连素有加强白细胞吞噬金黄色葡萄球菌的功能，黄柏、黄芩亦有较强抑菌作用。

【用法】将上药制成外用药膏。用75％乙醇溶液局部消毒患眼眼睑皮肤后将四黄膏均匀敷于患处，敷药面积为眼睑的大部分，盖敷料固定。次日揭去敷料，用生理盐水清洁皮肤再换药，一般2～3次治愈。

【按语】此法应由医务人员在医院操作，切勿让患者自行敷药，敷药时药膏不可进入结膜囊内，用此方法时停用其他治疗方法。

【方五】消炎明目方

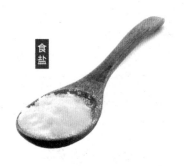

食盐

【出处】《中国中医眼科杂志》

【组成】食盐15克，明矾10克，冰片3克。

【功用】清热解毒，消炎明目。

【主治】热毒上攻型睑腺炎。

【方解】方中明矾解毒明目，冰片清热消炎。

【药理】现代药理研究发现明矾可从细胞吸收水分，使之脱水收缩，减少腺体分泌，减少炎性渗出而消炎；并可使局部小血管收缩，血液凝固而止血，低浓度可有消炎、收敛、防腐作用。对多种细菌有抑制作用。

【用法】将上药置碗内（大碗），捣细，即冲入沸开水一大碗，拌匀，泡化，澄清后装瓶备用。用时将药液加热至沸，先熏患眼，待温凉后用药棉蘸药液洗患眼，每次洗3～5分钟。每日洗3次。

【方六】银蒲解毒汤

【出处】《山东中医杂志》

【组成】金银花、蒲公英各30克，天花粉、黄芩、赤芍、菊花各15克，荆芥穗、白芷、全蝎、甘草各10克。

【功用】清热解毒，疏风行血，消肿散结。

【主治】热毒上攻型睑腺炎，症见胞睑局部红肿、硬结较大，灼热疼痛，便秘溲赤，苔黄，脉数。

【方解】方中黄芩、金银花，蒲公英等清热解毒；菊花、荆芥穗、全蝎疏散风热，通络止痛；赤芍清肝火，散瘀血；天花粉排脓消肿。且本方除口服外，又用药渣煎汤热敷，可使药物直达病所，促使炎症消散，内清外消，获效颇捷。

【药理】现代药理研究发现蒲公英含有蒲公英固醇、蒲公英苦素，能提高外周血淋巴细胞母细胞转化率，能激发机体免疫功能，并对细菌、真菌有抑制作用。金银花可抗炎、解热、提高免疫功能，促进白细胞吞噬功能。

【用法】将上药加水1000毫升，浸泡1小时后，煎至400毫升 每日服1剂。药渣再加水适量煎煮，滤出药液，分两次用消毒纱布蘸药液湿热敷患眼（重复使用时需再加热）。

4.5 白内障

各种原因引起的晶体混浊，统称为白内障。白内障是眼科常见病，也是致盲的主要原因之一。其主要表现是视力逐渐下降，视力下降和晶体混浊的程度有关。初期混浊对视力影响不大，而后渐加重，明显影响视力甚至失明。

根据不同的病因可分为以下类型。一是老年性白内障：为白内障主要的类型。占白内障患者的80％以上，多在50岁以上老年人中发病，老年退行性改变是其主因。二是先天性白内障：出生时已存在晶体混浊，由遗传因素或妊娠早期母亲感染病毒或药物中毒引起。三是外伤性白内障：较严重的眼球外伤、穿透性射线、职业性毒物引起晶体损伤以致的白内障。四是并发性白内障：因眼病或全身病引起的晶体混浊称并发性白内障，如葡萄膜炎、青光眼、糖尿病等均可并发白内障。

白内障属中医学"圆翳内障""胎生内障""惊震内障"范畴。

【方一】杞菊地黄丸

【出处】《医级》

【组成】生地黄、山药、山茱萸、茯苓、泽泻、牡丹皮、枸杞子、菊花各等份。

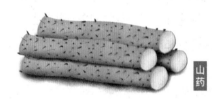
山药

【功用】补益肝肾，退翳明目。

【主治】肝肾两亏所致视物模糊，晶珠混浊，伴头晕耳鸣，腰膝酸软等症。

【方解】本方用六味地黄丸滋肾养肝明目，加枸杞子、菊花明目退翳，且能增强滋补肝肾之功效。

【药理】现代药理实验表明山药具抗氧化作用，淮山药多糖能明显提高衰老模型小鼠血红细胞中超氧化物歧化酶SOD活力，提高机体抗氧化活性，抑制脂褐质等的形成，使衰老模型小鼠血脾匀浆和肝匀浆中过氧化脂质（LPO）水平明显降低。枸杞子具抗氧化作用，小鼠灌服枸杞子提取液可明显抑制肝脏LPO生成，升高血中谷胱甘肽过氧化物酶活性和红细胞SOD活性，对人体也有相似作用。

【用法】将上药研末，炼蜜为丸。每服6～9克，温开水送下。

【方二】补中益气汤

【出处】《脾胃论》

【组成】黄芪24克，人参12克，白术15克，当归15克，陈皮6克，升麻

12克，柴胡12克，甘草6克。

【功用】补脾益气，退翳明目。

【主治】脾虚气弱，症候：视物昏花，晶珠混浊，神疲倦怠、肢体乏力、面色萎黄、食少便溏。

【方解】方中黄芪、人参、白术、甘草益气健脾补中；当归补血，陈皮健脾行气；升麻、柴胡升阳举陷，共奏补脾益气之功。

【药理】现代药理实验发现当归中的成分阿魏酸可通过直接消除自由基、抑制氧化反应和自由基反应以及与生物膜磷脂结合，具有保护膜脂质以拮抗自由基对组织的损害作用。

【用法】水煎服，每日1剂，每日两次。

【方三】石决明散

【出处】《普济方》

【组成】石决明30克，决明子30克，赤芍15克，青葙子15克，麦冬15克，羌活3克，栀子15克，木贼15克，大黄15克，荆芥6克。

【功用】清热平肝。

【主治】肝热上扰所致头疼目涩，晶珠混浊，眵泪毛躁，口苦咽干，脉弦数。

【方解】方中重用石决明、决明子、青葙子三味，清热平肝，明目退翳；用栀子、赤芍、大黄清肝泻火，凉血散血、导热下行；用麦冬养阴助清热；用木贼、荆芥、羌活疏风散邪退翳。

【药理】现代药理研究表明石决明能够促进新陈代谢，增强机体清除自由基能力。

【用法】上为末，每次6克，每日3次。或水煎服，每日1剂，每日两次。

【方四】甘露饮

【出处】《太平惠民和剂局方》

【组成】生地黄、熟地黄、石斛各9克，天冬、麦冬、枸杞子各12克，黄芩、茵陈、枳壳各9克，枇杷叶24克，甘草6克。

【功用】滋阴清热，宽中利湿。

【主治】阴虚夹湿热型圆翳内障，症见目涩视昏，烦热口臭，大便不畅，舌红苔黄腻。

【方解】方中以生地黄、熟地黄滋阴补肾；天冬、麦冬、枸杞子、石斛滋阴清热；黄芩、茵陈清热利湿；枳壳、枇杷叶宽中降气以助化湿；甘草清热和中。

【药理】现代药理研究表明枸杞子能有效地清除活性氧自由基，起到抗衰老作用。

【用法】水煎服，每日1剂，每日两次。

【方五】磁朱丸

【出处】《备急千金要方》

【组成】神曲120克，磁石60克，朱砂30克。

【功用】重镇安神，潜阳明目。

【主治】治疗肾阳不足，心肾失调，水火不交所致的圆翳内障，全身可见目昏、头晕、耳鸣、心悸、失眠等证。

【方解】方中磁石益阴潜阳，重镇安神；朱砂甘寒入心，清心降火，重镇安神；佐以神曲健脾和胃，以助金石药之运化，防其重镇伤胃；炼蜜为丸，取其补中益胃，且可缓和药力。

【药理】现代药理研究表明神曲含有维生素B复合体、酶类等，有延缓、减慢晶状体变混浊的作用。

【用法】上三味为末，炼蜜为丸，如梧桐子大。每服3丸，每日3服。

【方六】肾气丸

【出处】《金匮要略》

【组成】生地黄128克，山药64克，山茱萸64克，茯苓48克，泽泻48克，牡丹皮48克，桂枝10克，炮附子10克。

【功用】温补肾气。

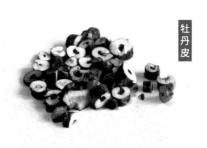

【主治】因肾气不足所致的圆翳内障和惊震内障。症见视物模糊、头晕耳鸣、腰膝酸软、舌淡脉细，或面白畏冷、小便清长等。

【方解】方中重用生地黄滋阴补肾；山药、山茱萸补肝肾益精血，桂枝、炮附子助命门以温阳化气；泽泻、茯苓利水渗湿泄浊，牡丹皮清泄肝火。诸药合用，温而不燥，滋而不腻。

【药理】经抗实验性病理代谢研究，发现该方参与DNA合成与谷胱甘肽的代谢；参与红细胞膜谷胱甘肽代谢；晶体中GSH（还原型谷胱甘肽）和GSSG（氧化型谷胱甘肽）有意义地增加，有预防老年性白内障的效果。

【用法】上八味，为末、炼蜜和丸，如梧桐子大。每服15丸，用酒送下，加至20丸，每日两次。

4.6 青光眼

青光眼是一种以眼压增高伴视神经损害、视野缺损为特征的眼病，是我国主要致盲眼病之一。世界上约20%的盲人为青光眼所致。至今病因不十分清楚。本病多双眼同时或先后患病，临床表现以眼无明显不适，或头眼胀痛，眼珠变硬，瞳孔散大，视力严重减退、视野渐窄，终致失明为主要特征。青光眼的种类主要有四种：先天性青光眼、原发性青光眼、继发性青光眼、混合型青光眼。

本病归属于传统中医学"绿风内障""青风内障"范畴。

【方一】活血减压汤

【出处】《辽宁中医杂志》

【组成】地龙12克，红花10克，赤芍15克，茯苓30克，益母草、车前子各20克。

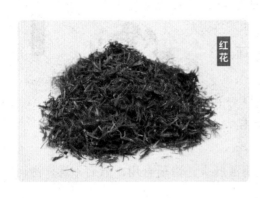

红花

【功用】活血化瘀，利水通络。

【主治】原发性青光眼。

【方解】方中地龙、红花、赤芍活血通络化瘀，茯苓健脾利湿，益母草、车前子利水通络。

【药理】活血药与利水药的配合使用，既可加快眼局部的血液循环，增加局部及视神经的血液供应和营养，又可加快房水循环，从而降低眼压，提高视功能，以延缓其失明的时间。

【用法】每日1剂，水煎分两次温服。

【方二】丹栀逍遥散

【出处】《妇人良方》

【组成】炒白芍、炒当归、茯苓各9克，柴胡、白术、牡丹皮、焦栀子各6克，薄荷、甘草各5克，煨姜3片。

【功用】清热疏肝，开窍明目。

【主治】气郁化火，气火上逆所致青风内障。

【方解】本方为逍遥散加牡丹皮、焦栀子而成。逍遥散疏肝解郁，调畅目中气机，健脾养血；栀子、牡丹皮清肝泻火。共奏疏肝清热、开窍明目之功。

【药理】现代药理研究表明白术具有促进血液循环、利尿作用。白芍具扩血管增加器官血流量，提高组织耐缺氧能力的作用，减轻视神经损害。

【用法】水煎服，每日1剂，每日两次。

【方三】阿胶鸡子黄汤

【出处】《通俗伤寒论》

【组成】陈阿胶（烊冲）6克，生白芍9克，石决明15克，钩藤6克，生地黄12克，炙甘草6克，茯神12克，鸡子黄2枚，络石藤9克，生牡蛎12克。

【功用】滋阴降火，柔肝息风。

【主治】阴虚风动引起青风内障。

【方解】陈阿胶、鸡子黄滋阴息风，生白芍、生地黄滋阴柔肝，生牡蛎平肝潜阳，石决明清热平肝，钩藤、茯神、络石藤凉肝安神，炙甘草调和诸药。

【药理】现代药理研究发现白芍具扩血管增加器官血流量，提高组织耐缺氧能力的作用。钩藤能抑制血管运动神经，扩张外周血管，起到保护视神经的作用。

【用法】除阿胶，鸡子黄外，用水煎汁去渣，纳胶烊尽，再入鸡子黄，搅令相得，温服。每日1剂，每日两次。

【方四】活血养阴汤

【出处】《中国中医眼科杂志》

【组成】生地黄、茺蔚子、香附子各12克，当归、川芎、赤芍、木通各9克，茯苓、泽泻、连翘、麦冬各15克，甘草6克。

【功用】活血利水，养阴生津。

【主治】青光眼术后前房延缓形成。

【方解】方中生地黄、麦冬清热养阴生津，当归、川芎、赤芍、香附行气养血活血，茯苓、泽泻、木通、茺蔚子健脾利湿，连翘清热解毒，甘草调和诸药。

【药理】现代药理研究发现生地能扩张血管，利尿消肿，具有改善微循环的作用。

【用法】水煎服，每日1剂，每日两次。

4.7 慢性鼻炎

慢性鼻炎是鼻腔黏膜和黏膜下层的慢性炎症性疾病。临床表现以一侧或两侧鼻腔通气不良，反复发生或经久不愈，鼻腔黏膜肿胀、分泌物增多、无明确致病微生物感染、病程反复发作为特征。本病分成慢性单纯性鼻炎和慢性肥厚性鼻炎两种类型。

中医称本病为"鼻窒"。认为本病多因正气虚弱，伤风鼻塞反复发作，余邪未清而致。

【方一】黄芩汤

【出处】《医宗金鉴》

【组成】黄芩12克，栀子15克，桑白皮15克，连翘15克，薄荷6克，荆芥12克，赤芍12克，麦冬12克，桔梗6克，甘草6克。

【功用】清热散邪，宣肺通窍。

【主治】肺经蕴热、壅塞鼻窍，鼻甲肿胀、鼻塞、涕黄量少、鼻气灼热。

【方解】方中以黄芩、栀子、桑白皮、甘草清泻肺热而解毒。连翘、薄荷、荆芥疏风清热通鼻窍。赤芍清热凉血。麦冬清热养阴。桔梗清肺热，载诸药直达病所。诸药合用，清热泻肺、宣通鼻窍。

【药理】现代药理研究表明黄芩具有较广的抗菌谱，其中对金黄色葡萄球菌和铜绿假单胞菌作用较强；其抑菌主要有效成分为黄芩素和黄芩苷，还有促进淋巴细胞转化作用。

【用法】水煎服，每日1剂，每日两次。

【方二】温肺止流丹

【出处】《辨证录》

【组成】诃子6克，甘草6克，桔梗18克，鱼脑石（煅过存性）15克，荆芥9克，细辛35克，人参12克。

【功用】温补肺气，散寒通窍。

【主治】鼻窒病因肺气虚寒所致，见鼻塞不通，鼻涕白浊，遇风寒加重者。

【方解】方中以人参、甘草、诃子补肺敛气；细辛、荆芥疏散风寒；桔梗、鱼脑石散结除涕。

【药理】现代药理研究发现诃子对白喉棒状杆菌、痢疾志贺菌、变形杆菌、铜绿假单胞菌、溶血性链球菌、肺炎双球菌及金黄色葡萄球菌等有显著的抑制作用，另有抗流感病毒的作用。细辛亦有抗炎作用。

【用法】将上药研细末，糊丸，每服5克，每日两次。

【方三】通窍活血汤

【出处】《医林改错》

【组成】桃仁12克，红花9克，赤芍12克，川芎12克，老葱3根，生姜9克，大枣5枚，麝香0.3克，黄酒250克。

【功用】行气活血，化瘀通窍。

【主治】邪毒久留，血瘀鼻窍所致鼻塞较甚或持续不减，语声重浊或有头胀头痛，嗅觉减退等症。

【方解】方中桃仁、红花、赤芍、川芎活血化瘀，疏通血脉。麝香、老葱通阳开窍；黄酒温通血脉。全方合用，有行气活血、化瘀通窍之功。

【药理】现代药理研究发现红花黄素可增加与改善纤维蛋白溶酶活性，改善微循环。赤芍对伤寒沙门菌、金黄色葡萄球菌、溶血性链球菌有较强抑制作用，对流感病毒也有一定抑制作用。

【用法】将前七味煎一盅，去滓，将麝香入酒内再煎二沸，临卧服。

【方四】苍耳散

【出处】《济生方》

【组成】苍耳子7.5克，辛夷15克，白芷30克，薄荷1.5克。

【功用】疏风散热，宣肺通窍。

【主治】风热外袭，肺气失宣，而致鼻窒。

【方解】本方以苍耳子宣通鼻窍，散风止痛；辛夷、薄荷散风通窍；白芷祛风宣肺，诸药合用，具有疏散风邪，通利鼻窍之功。

【药理】现代药理研究表明白芷含有多种呋喃香豆素，对多种病毒、革兰氏阳性菌、致病真菌有一定的抑制作用，其提取液有镇痛、消炎、解热作用。

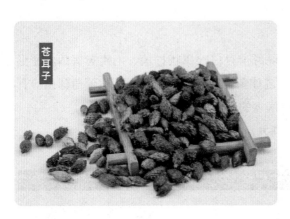

苍耳子

【用法】将上药晒干，研为粗末，每次取6克，食后用葱茶调服。亦可以原药不研末，水煎服，每日1剂。

【方五】川芎茶调散

【出处】《太平惠民和剂局方》

【组成】薄荷12克，川芎、荆芥各6克，炙甘草6克，防风9克，白芷、羌活各6克，细辛3克。

【功用】疏风散邪，通络止痛。

【主治】风邪头痛。治疗风邪外袭，肺气失宣而致鼻塞、涕多之鼻窒症。

【方解】方中重用川芎辛温祛风活血而止头痛；薄荷、荆芥、白芷、羌活疏风止痛，清利头目；细辛散寒止痛；防风辛散上部风邪；炙甘草益气和中，调和诸药。

【药理】实验研究显示川芎能在炎症的早期渗出性阶段发挥抗炎作用，并能抑制炎症的晚期增殖病变，同时能抑制醋酸引起的小鼠扭体次数，提示川芎嗪及阿魏酸具有抗炎及镇痛作用。

【用法】将上药研末。每次取6克，食后用清茶调下。每日两次。亦可不研末，水煎服。每日1剂。

【方六】防风散

【出处】《世医得效方》

【组成】防风、羌活各15克，薄荷、大黄6克，当归、栀子、川芎各10克，蝉蜕9克，甘草6克。

【功用】疏风清热，消肿通窍。

【主治】风热外袭，引动肺胃内热，上灼鼻窍而致鼻室症，见鼻部疼痛或鼻涕量多，发热、便秘者。

【方解】方中防风、羌活疏散风邪；薄荷、栀子、蝉蜕疏风清热通窍；当归、大黄、川芎清热凉血活血；甘草调和诸药。

【药理】实验研究显示防风含有挥发油、甘露醇、苦味苷等，具有抗病毒解热镇痛作用，对铜绿假单胞菌、金黄色葡萄球菌、溶血性链球菌、痢疾志贺菌有一定的抗菌作用，其挥发油能增强吞噬细胞功能。

【用法】将上药共研为粗末。每次取12克，加灯心100厘米，竹叶10片，水煎服。每日两次。或可不研末，水煎服，每日1剂。

4.8 咽喉炎

咽喉炎属上呼吸道疾病，指咽部黏膜和淋巴组织的炎性病变。常由受凉、劳累等诱发，以细菌、病毒侵犯咽喉部的黏膜而引起。主要症状为咽痛咽痒、吞咽困难、发热、声音嘶哑，轻则声音低、毛糙，重则失音。根据发病的时间和症状的不同，可分为急性咽炎和慢性咽炎。

该病属中医"喉痹""喉喑"范畴，喉痹原指咽部肿胀，闭塞不通，又称喉闭。现代中医耳鼻咽喉科把喉痹范围缩小，专指咽部红肿疼痛，或微红而咽痒、干燥等症状为主的疾病。喉喑是指以声音嘶哑为主要症状的喉部疾病。

【方一】少阴甘桔汤

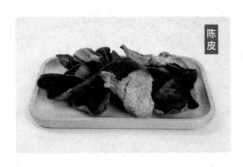

陈皮

【出处】《外科正宗》

【组成】桔梗6克，甘草3克，陈皮、川芎、黄芩、柴胡、玄参各1.8克，羌活、升麻各1.2克。

【功用】养阴清热，凉血利咽。

【主治】治疗肾虚而虚火上灼咽喉，经脉气血不畅乃至喉痹，见咽痛手足心热、头晕、脉细数者。

【方解】桔梗宣通气血，泻火散寒，清利头目咽喉，开胸膈滞气；甘草有补有泻，能表能里，可升可降味甘；陈皮行气健脾，燥湿化痰；川芎补血润燥，黄芩清热燥湿解毒；柴胡解表退热；玄参养阴生津；羌活散寒祛风，胜湿止痛；升麻散风，解毒，升阳。

【药理】桔梗具有祛痰、镇咳、抗炎、提高人体免疫力等广泛的药理活性；橘皮中的挥发油对消化道有刺激作用，能化气健胃；川芎抗菌；黄芩具有抗炎作用；柴胡具有解热、退热、镇静、镇痛作用；玄参能抑菌，中和毒素；羌活有解痉镇痛作用；升麻具有抗菌、镇静作用。甘草中的甘草酸具有明显的抗炎作用。

【用法】用水400毫升，加葱白1根，煎取320毫升，温服。每日两剂。

【方二】射干鼠粘子汤

【出处】《小儿痘疹方论》

【组成】牛蒡子120克，炙甘草、升麻、射干各30克。

【功用】宣肺利咽，泻火解毒。

【主治】治疗喉痹初起，咽痛，咽中异物感，轻度恶寒发热者。

【方解】牛蒡子清热解毒，消肿散结；升麻，轻宣升扬，解毒甘辛微苦；炙甘草有补有泻，能表能里，可升可降味甘。

【药理】牛蒡子煎剂对肺炎双球菌有显著抗菌作用，有解热、利尿作用；升麻具有抗菌、镇静作用。甘草具有明显的抗炎作用。

【用法】上药为粗末，每次用9克，以水300毫升，煎取180毫升，去渣温服。每日两次。

【方三】清咽汤

【出处】《北京中医》

【组成】桑叶10克，麦冬30克，玄参15克，薄荷（后下）6克，生石膏20克，阿胶10克，甘草10克，太子参15克，牛蒡子15克。

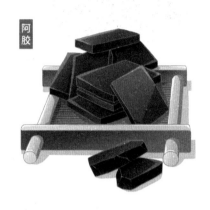

阿胶

【功用】清热祛风，滋阴养血。

【主治】治疗肺胃阴虚，虚火上炎而致喉痹。症见咽干咽痛，渴不多饮，咽部充血，舌红苔少等。

【方解】方中麦冬、玄参滋阴清热；桑叶、薄荷、牛蒡子辛凉透气以开喉结；甘草以疗咽伤；生石膏清热生津；阿胶滋阴养血；太子参补气生津养血。

【药理】桑叶有抗菌和抗病毒、抗衰老等多种药理活性；麦冬具有耐缺氧、抗衰老、降血糖等药理作用；薄荷有发汗解热作用；生石膏能抑制汗腺中枢，故有清热止汗的作用。阿胶养血补血，其养血补血效果明显，尤其用于血虚引起的疾病。玄参能抑菌，中和毒素；牛蒡子煎剂对肺炎双球菌有显著抗菌作用；水浸剂对多种致病性皮肤真菌有不同程度的抑制作用，还有解热、利尿作用。

【用法】水煎服，每日1剂。

【方四】胖银汤

【出处】《贵州医药》

【组成】胖大海2枚，金银花2克，穿心莲2克，薄荷1克。

【功用】疏风清热利咽。

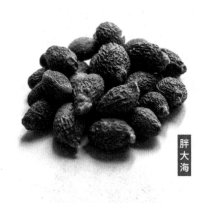

胖大海

【主治】治疗慢性喉痹因感受风热而发作者。

【方解】金银花、穿心莲清热解毒；薄荷辛凉利咽解毒；胖大海清肺利咽、润肠通便。

【药理】胖大海素有抗炎、解痉、止疼作用；金银花抗病原微生物，对各种致病菌、病毒如金黄色葡萄球菌、溶血性链球菌、肺炎双球菌都有对抗作用；穿心莲具有增强免疫、抗病毒等多种药理作用；薄荷油有发汗、解热和中枢兴奋作用。

【用法】将上药用开水冲泡后当茶饮，每日少量或多次饮用。

【方五】射干汤

【出处】《外台秘要》

【组成】当归6克，升麻3克，白芷9克，射干、炙甘草、杏仁各3克，犀角屑0.05克（以水牛角代替）。

【功用】活血清火，解毒利咽。

【主治】治疗热郁肺经，血脉气血阻滞之喉痹。

【方解】当归补血养血；升麻、射干清热解毒；白芷解表散风通窍；杏仁止咳平喘、润肠通便；炙甘草解毒补气生津以疗咽伤。

【药理】当归具有抗炎作用，增强机体免疫功能，保护肝脏和肾脏等作用；升麻具有抗菌、镇静作用。射干煎剂或浸剂，对皮肤真菌有抑制作用；白芷具有解热、镇痛、抗炎、改善局部血液循环等作用；甘草具有抗炎作用。

【用法】前6味水煎服，水牛角屑另冲服，每日1剂。

4.9 急性扁桃体炎

急性扁桃体炎是腭扁桃体的一种非特异性急性炎症，常伴有一定程度的咽黏膜及咽淋巴组织的急性炎症。临床表现可为恶寒、高热、可达39℃～40℃，尤其是幼儿可因高热而抽搐、呕吐或昏睡、食欲不振、便秘及全身酸困等。局部咽痛明显，吞咽时尤甚，剧烈者可放射至耳部，幼儿常因不能吞咽而哭闹不安。儿童若因扁桃体肥大影响呼吸时可妨碍其睡眠，夜间常惊醒不安。主要致病菌为乙型溶血性链球菌，葡萄球菌，肺炎双球菌。细菌和病毒混合感染也不少见。急性扁桃体炎往往是在慢性扁桃体基础上反复急性发作。有时则为急性传染病的前驱症状，如麻疹及猩红热等是咽部常见病，多发生于儿童及青年。

中医称为"乳蛾""喉蛾"或"莲房蛾"。常发生于儿童及青少年。急性扁桃体炎多因受凉、潮湿、劳累、营养不良、感冒等因素使抵抗力下降，导致扁桃体部位的细菌大量繁殖而发病，常易反复发作。

【方一】急性扁桃体炎方剂一

【出处】《中药方剂大全》

【组成】生石膏（先煎）25克，玄参10克，板蓝根10克，儿茶5克。

【功用】清热解毒，利咽消肿。

【主治】小儿急性扁桃体炎。

【方解】生石膏辛甘性寒清热泻火，除烦止渴；玄参清热凉血，滋阴解毒；板蓝根凉血解毒利咽；儿茶清肺化痰，活血散瘀。

【药理】药理研究表明，石膏有一定的解热作用，并能提高机体抵抗力；玄参对各种致病菌均有抑制作用，尤对金黄葡萄球菌最明显；板蓝根具有抗菌、抗病毒、促进免疫的作用；儿茶素抗菌、除臭、抗氧化。

【用法】水煎待温，分次服。

【方二】急性扁桃体炎方剂二

【出处】《中药方剂大全》

【组成】金银花15克，大青叶15克，板蓝根5克，锦灯笼6克，桔梗6克，甘草6克，牛蒡子6克，玄参6克，牡丹皮6克，赤芍10克，马勃5克，青蒿15克，薄荷6克，蒲公英10克，黄芩6克。

【功用】解毒清热，散瘀消肿。

【主治】小儿急性扁桃体炎，症见发热，咽喉肿痛，扁桃体肿大，充血明显，或有分泌物，舌质红或舌尖边红，苔薄黄或黄厚，脉数。

【方解】金银花疏散风热；板蓝根、蒲公英清热解毒；牛蒡子、大青叶、马勃清火利咽；玄参养阴生津；黄芩清热泻火；牡丹皮清热凉血；桔梗利咽消肿排脓；薄荷疏风清热。

【药理】板蓝根具有抗菌、抗病毒、促进免疫的作用；金银花、连翘、马勃、黄芩有抗病毒作用；蒲公英也有良好的抗感染作用；金银花、黄芩有提高机体免疫力作用。牛蒡子有解热、抗细菌、病毒等病原微生物作用；玄参有解热、抗菌作用。

【用法】水煎服，每日1剂。

【方三】清咽汤

【出处】《湖南中医杂志》

【组成】金银花30克，野菊花30克，蒲公英30克，射干15克，紫花地丁15克，板蓝根30克，玄参15克，桔梗15克，蝉蜕6克，甘草6克。

【功用】清热解毒，消肿止痛。

【主治】急性扁桃体炎。

【方解】金银花、野菊花疏风清热，泻火解毒；蒲公英、紫花地丁解毒排脓；射干、桔梗利咽消肿排脓；玄参、板蓝根凉血解毒利咽；蝉蜕疏风清热；甘草调和诸药。

【药理】金银花对多种细菌均有良好的抗菌作用（包括链球菌和金黄色葡萄球菌）；蒲公英也有良好的抗感染作用，对金黄色葡萄球菌耐药菌株、溶血性链球菌有较强的杀菌作用；野菊花能抑制金黄色葡萄球菌；大黄有明显的抗菌作用，对链球菌很敏感，且不易产生抗药性；紫花地丁抗菌消炎，可治一切化脓性感染，对于扁桃体化脓者效果尤佳；射干、板蓝根、桔梗、甘草能抗炎、抗病毒，是治咽部感染的良药；玄参能扩张血管，促进局部血液循环，从而消除炎症。

【用法】每煎加水600毫升，武火煎15～20分钟，取汁，频频呷服，日服1剂，连服5日。

【方四】消蛾汤

【出处】《山东中医杂志》

【组成】金银花10克，黄芩、连翘各5克，鱼腥草9克，芦根、蝉蜕、荆芥、柴胡各6克，木蝴蝶、生大黄（后下）各3克。

【功用】疏风清热泻火、解毒消肿利咽。

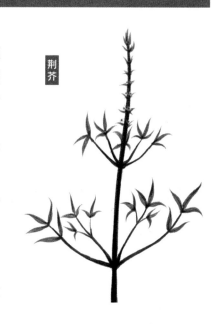

荆芥

【主治】小儿急性扁桃体炎。症见咽痛，吞咽困难，伴有发热乳蛾肿大、表面脓点或有小脓肿，精神食欲欠佳，大便干结等。

【方解】荆芥、蝉蜕疏风清热，金银花、连翘、黄芩、鱼腥草清热解毒，木蝴蝶清热利咽，生大黄泻下解毒，使壅滞腐败得消。

【药理】金银花、黄芩、连翘、鱼腥草、大黄等有抗细菌、病毒等病原微生物作用，柴胡、金银花、大黄有解热抗炎作用，金银花、黄芩尚有提高机体免疫力作用。

【用法】每日1剂，连服3剂。

【方五】利咽解毒汤

【出处】《四川中医》

【组成】金银花10克，大青叶10克，蒲公英10克，射干10克，牛蒡子15克，桔梗10克，芦根3克，甘草6克。

【功用】清热解毒、清利咽喉。

【主治】小儿急性扁桃体炎。症见发热、咽红、扁桃体肿大，可伴或不伴脓栓，大便干结等。

【方解】方中金银花疏散风热并解毒利咽；大青叶、蒲公英、射干解毒利咽为主药；佐以牛蒡子利咽散结；桔梗开声利咽；甘草解毒并调和诸药。诸药合用，共奏疏散风热、解毒利咽、清热生津之功效。

【药理】方中金银花、大青叶、射干均具抗病毒作用；蒲公英有抗炎抑菌的作用。

【用法】每日1剂，水煎服。年龄小于3岁者频频饮用，大于3岁者分早、中、晚3次服完。

【方六】乳蛾清消饮

【出处】《陕西中医》

【组成】金银花、胖大海各6～15克，青天葵、玄参、大青叶、蒲公英各8～15克，桔梗、僵蚕、射干各4～10克，赤芍、牡丹皮各5～10克，甘草3～8克，苇茎10～15克。

【功用】清热解毒，消肿散结，利咽止痛。

【主治】急性扁桃体炎。

【方解】金银花、胖大海、青天葵清热泻火、解毒消肿；大青叶、蒲公英、苇茎清热泻肺；玄参、赤芍、牡丹皮滋阴凉血活血；僵蚕、射干、桔梗祛风利咽止痛；甘草缓急止痛调和诸药。

【药理】有明显的解热、抗炎、抑菌、镇痛及镇静作用。

【用法】每日1剂，水煎分3～4次服，7日为1个疗程。

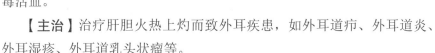

4.10 外耳道炎

外耳道炎是由细菌感染所致的外耳道皮肤的弥漫性炎症，任何年龄均可发病。常见致病菌为金黄色葡萄球菌、链球菌、铜绿假单胞菌等。挖耳或异物损伤、药物刺激、化脓性中耳炎的脓液或游泳、洗澡等水液浸渍，易引发急性外耳道炎。其他疾病如慢性化脓性中耳炎、贫血、维生素缺乏、糖尿病等亦可导致本病的发生。急性外耳道炎如治疗不及时或不得当会转为慢性。

【方一】栀子清肝汤

【出　处】《医　宗　金鉴·外科心法要诀》

【组成】栀子、川芎、当归、柴胡、白芍各3克，牡丹皮、牛蒡子各6克，煅石膏10克，黄芩、黄连、甘草各1.5克。

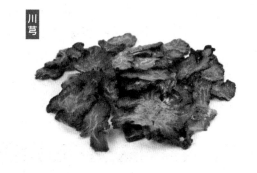

【功用】清肝泻火，解毒活血。

【主治】治疗肝胆火热上灼而致外耳疾患，如外耳道疖、外耳道炎、外耳湿疹、外耳道乳头状瘤等。

【方解】栀子性寒，味苦，具有泻火除烦、清热利尿、凉血解毒之功能；柴胡疏肝解郁；当归养血活血；白芍柔肝；配合牛蒡子散热利咽消肿；本品配黄芩，能泻肺火；配以黄连，能泻三焦火、清心热；配以牡丹皮，能凉血止血；牛蒡子疏散风热，宣肺透疹，解毒利咽。

【药理】栀子能解热、镇痛；牡丹皮具有镇静、催眠、抗菌、抗炎、抗氧化等作用；石膏有解热，消炎作用；黄芩、黄连有解热、抗病毒作用；牛蒡子有抗菌、抗病毒作用；白芍具有抗炎、镇痛、消肿、免疫调节等作用。

【用法】水煎服。每日1～2剂。

【方二】银花解毒汤

【出处】《疡科心得集》

【组成】金银花、紫花地丁、赤茯苓、连翘各10克，夏枯草10克，牡丹皮6克，黄连3克，犀角（磨服）0.1克。

【功用】清热解毒，泻火凉血。

【主治】治疗风热邪毒犯上，而致耳疖、耳疮（外耳道炎）。

【方解】金银花、连翘清热解毒，散结消肿；紫花地丁、夏枯草清热，泻肝火；黄连清热泻火；牡丹皮凉血止血；赤茯苓行水，利湿热。

【药理】金银花、连翘具有抗细菌、病毒等病原微生物作用；夏枯草的有效成分对金色葡萄球菌、链球菌和肺炎双球菌等均有较强的抑制作用；黄连有解热、抗菌、抗病毒、抗炎、抗过敏、促进免疫功能；紫花地丁解热、抗病毒。

【用法】水煎服。用水牛角片30克煎服。

【按语】犀角用水牛角代替。

【方三】柴胡清肝汤

【出处】《外科正宗》

【组成】川芎、当归、白芍、生地黄、柴胡、黄芩、栀子、天花粉、防风、牛蒡子、连翘、甘草节各3克。

【功用】清肝散火，活血祛风。

【主治】治疗耳疖、耳疮（外耳道炎），见耳道红肿疼痛，或有少许脓液者。

【方解】生地黄性寒，能凉血清热、滋阴补肾、生津止渴；连翘清热，解毒，散结，消肿；黄芩、牛蒡子清热泻火，解毒利咽；白芍味甘、酸，性微寒，有养血的作用；天花粉养阴生津。

【药理】本方具有镇痛、消炎、解毒、降血压、改善体质等作用。

【用法】将上药加水400毫升，煎至300毫升，空腹时服，每日1～2剂。

【方四】当归川芎散

【出处】《证治准绳·类方》

【组成】当归、川芎、柴胡、白术、白芍各3克，栀子3.5克，牡丹皮、茯苓各2.4克，蔓荆子、甘草各1.5克。

【功用】养血清肝，疏风散热。

【主治】治疗血虚肝旺，耳疮耳内痒痛，溢脓。

【方解】当归、川芎行气活血；白芍养血柔肝；柴胡解表，退热，疏肝解郁；栀子清热泻火；牡丹皮清热凉血；蔓荆子疏散风热，清利头目；茯苓利水渗湿，健脾安神；甘草缓急，止痛。

【药理】柴胡具有解热、镇静、镇痛、抗菌、抗肝损伤、抗病毒（流感病毒）等作用；茯苓能提高机体免疫力；蔓荆子具有镇痛、抗炎、祛痰。

【用法】水煎服。每日1剂。

【方五】托里消毒散

【出处】《妇人良方》

【组成】人参、黄芪、当归、川芎、白芍、白术、茯苓各3克，金银花、白芷各2.1克，甘草1.5克。

【功用】托毒排脓。

【主治】治疗耳疖、耳疮，脓耳脓水清稀，能收口干燥，正气不足，神萎乏力者。

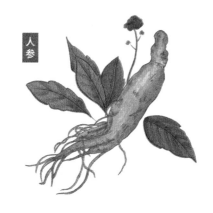
人参

【方解】人参、茯苓、白术、黄芪、当归、白芍补益气血，托毒外出，白芷托里排脓，甘草缓急止痛。

【药理】茯苓能提高机体的抗病能力；生地黄具有抑制真菌，利尿，利肝胆作用；白芍有抗炎、镇痛、消肿作用；白芷除了具有解热、镇痛、抗炎等作用，还能改善局部血液循环。

【用法】水煎服。每日1剂。

【方六】芩柏滴耳液

【出处】《辽宁中医杂志》

【组成】黄芩、黄柏各12克，枯矾6克，冰片3克，麻油500毫升。

【功用】清热消肿止痛。

【主治】治疗外耳道炎。

【方解】黄芩、黄柏清热燥湿，泻火解毒，枯矾外用可以解毒、杀虫、止痒，冰片开窍醒神，清热止痛。

【药理】黄芩有解热、降压、利尿、镇静、利胆、保肝、降低毛细血管通透性，以及抑制肠管蠕动等功能。黄柏对多种致病菌有一定的抑制作用，还有利胆、利尿、降压解热等作用，枯矾有收敛、消炎、防腐、止血的作用。冰片有一定的止痛及温和的防腐抑菌作用。

【用法】先将黄芩、黄柏放入麻油中浸泡24小时，然后放入铁锅内煎炸变为黑黄色，取出后研末，与冰片、枯矾细末同时放入麻油中，过滤装瓶备用。用时以棉签蘸药液涂抹患处，或浸小纱布条纱入外耳道。每日换药1～2次。

4.11 化脓性中耳炎

化脓性中耳炎分为急性化脓性中耳炎和慢性化脓性中耳炎。

急性化脓性中耳炎是中耳黏膜的急性化脓性炎症，好发于儿童，可在急性上呼吸道感染、急性传染病及在污水中游泳或跳水、不适当地咽鼓吹张、擤鼻或鼻腔治疗后经咽鼓管途径侵入中耳。或鼓膜外伤、鼓膜穿刺、鼓膜置管后经外耳道鼓膜途径侵入中耳。婴幼儿基于其解剖生理特点，比成人更易经此途径引起中耳感染。婴幼儿的咽鼓管短、宽而平直，如哺乳位置不当，平卧吮奶，乳汁或呕吐物可经咽鼓管流入中耳。主要症状为耳痛、耳漏和听力减退，全身症状轻重不一，婴幼儿不能陈述病情，常表现为发热、哭闹不安、抓耳摇头，甚至出现呕吐、腹泻等胃肠道症状。

慢性化脓性中耳炎是中耳黏膜、骨膜或深达骨质的慢性化脓性炎症，常与慢性乳突炎合并存在。本病极为常见。临床上以耳内反复流脓、鼓膜穿孔及听力减退为特点，可引起严重的颅内、外并发症而危及生命。常见致病菌多为变形杆菌、金黄色葡萄球菌、铜绿假单胞菌，以革兰氏阴性杆菌较多，无芽孢厌氧的感染或混合感染亦逐渐受到重视。

【方一】蔓荆子散

【出处】《仁斋直指方》

【组成】蔓荆子、甘菊花、生地黄、赤芍、桑白皮、木通、麦冬、升麻、前胡、甘草、赤茯苓各等份。

【功用】疏散风热，解毒消肿。

【主治】治疗风热外袭，肺气失宣，而致耳胀（急性分泌性中耳炎）、脓耳（化脓性中耳炎，或耳鸣，耳聋初期）。

【方解】蔓荆子疏散风热，清利头目；甘菊花味甘苦，性微寒，具有疏风、清热、明目、解毒的功效；桑白皮清热解毒，凉血止血；前胡宣散风热；赤茯苓甘、淡、平行水，利湿热；生地黄、麦冬滋阴润燥，生津。

【药理】茯苓能提高机体的抗病能力；菊花镇静解热，抗病原微生物；生地黄具有抑制真菌、利尿、利肝胆作用；前胡苷元有抗菌、抗真菌作用；麦冬有明显的镇痛作用；黑升麻提取物具有抗菌、降压、抑制心肌、减慢心率、镇静作用。

【用法】上为粗末。每次取9克，用水300毫升，加生姜3片，大枣两枚，煎至150毫升，饭后服，每日两次。

【方二】润胆汤

【出处】《辨证录》

【组成】白芍30克，当归30克，柴胡3克，炒栀子6克，玄参30克，天花粉9克，石菖蒲24克。

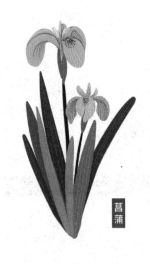

菖蒲

【功用】疏肝利胆，泻火通窍。

【主治】治疗双耳忽然肿痛，内流清水，久则变为脓血，恶寒发热，耳内有如沸汤之响，或如蝉鸣者。

【方解】白芍养血柔肝，缓中止痛，活血；当归养血活血；炒栀子具有泻火除烦、清热利湿、凉血解毒、消肿止痛；天花粉养阴生津；玄参清热滋阴，泻火解毒；石菖蒲理气、活血、散风、去湿。

【药理】石菖蒲可以产生镇静镇痛作用；白芍有抗炎、镇痛、消肿作用；栀子解热镇静，免疫调节。

【用法】水煎服。每日1剂。

【方三】解仓饮子

【出处】《三因方》

【组成】赤芍、白芍各15克，当归、炙甘草、制大黄、木鳖子各30克。

【功用】活血清热，排脓消肿。

【主治】治疗邪热上壅，耳窍经脉气滞血瘀而致脓耳（化脓性中耳炎），耳内疼痛，脓出带血者。

【方解】赤芍清热凉血、散瘀止痛；白芍养血柔肝，缓中止痛，活血；当归养血活血；制大黄清热泻火；木鳖子消肿散结，祛毒。

【药理】芍药苷具有抗炎、镇痛、消肿、通经、利尿作用、抗应激和免疫调节等作用；大黄有很强的清热消炎作用；木鳖子具有止血、抗炎、止痛、抗菌、促进伤口愈合等作用。

【用法】将上药研为粗末，每次取12克，水煎，食后服。每日两次。

【方四】马勃散

【出处】《杂病源流犀烛》

【组成】马勃、薄荷、桔梗、连翘、杏仁、通草各6克。

【功用】疏风清热通窍。

【主治】治疗风热之邪上郁而致的脓耳（化脓性中耳炎）。

【方解】马勃性平，味辛，清肺利咽、解毒止血；薄荷清热解毒利咽；桔梗辛散苦泄性平，善于宣肺祛痰排脓；连翘清热、解毒、散结、消肿；杏仁润肺，止咳化痰；通草清热利湿。

【药理】马勃有止血，抗菌作用；杏仁消炎、杀菌、镇痛、止痒；通草具有较好的利尿、抗炎和解热作用；薄荷、连翘抗炎、镇痛。

【用法】水煎服，每日1剂。

【方五】清白散

【出处】《证治准绳·幼科》

【组成】桑白皮、地骨皮各9克，甘草3克，贝母6克，煅寒水石9克，天花粉、酒黄芩、天门冬各4.5克。

【功用】清肺化痰。

【主治】治疗肺热痰火上壅所致的脓耳（化脓性中耳炎），耳出白脓，兼见咳嗽者。

【方解】桑白皮、地骨皮清热解毒，凉血止血；火段寒水石清热降火，利窍，消肿；贝母清热，开郁散结；天花粉、天门冬养阴生津，消肿排脓。

【药理】贝母有中枢抑制，镇静镇痛作用；桑白皮抗炎利尿，镇静镇痛；天花粉、天门冬抗炎。

【用法】上药为末。每取6克，食后用蜜水调服或白通草煎汤送下。每日两次。

【方六】清黄散

【出处】《证治准绳·幼科》

【组成】防风、滑石各15克，炙甘草3克，酒炒栀子9克，藿香、酒黄连各6克。

【功用】清肝泻火。

【主治】治疗小儿脓耳（化脓性中耳炎）耳中流黄脓者。

【方解】防风发表、祛风、胜湿、止痛；酒黄连清热燥湿解毒；滑石清热解毒，收湿敛疮；酒炒栀子具有泻火除烦、清热利湿、凉血解毒、消肿止痛。藿香性味辛微温，理气、和中、辟秽、祛湿；酒黄连清热解毒燥湿；炙甘草调和诸药。

【药理】藿香对多种细菌有抑制作用；防风热降温，镇痛抗炎，抗菌；栀子解热镇静，免疫调节；滑石有利尿消肿，保护黏膜的作用。

【用法】上药为末。白开水调6克，食后服。每日两次。

4.12 牙周炎

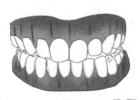

牙周炎是口腔常见病，其病因复杂。如牙垢、牙石、嵌塞的食物、不良修复体等局部因素的刺激，牙龈受到损害，加上细菌的作用，使牙周膜破坏，维生素C的吸收、利用障碍，维生素D缺乏及各种因素导致的机体抵抗力下降，皆可引发牙周炎。牙痛是本病的主要症状。早期，牙龈发痒、不适、口臭，继之牙龈红肿、松软，容易出血，疼痛，反复发作。日久牙龈与牙根部的牙周膜被破坏，形成一个袋子，叫牙周袋，袋内常有脓液溢出，炎症继续扩大，可成为牙周脓肿，病情加重，局部疼痛、肿胀，初为硬性，后变为软性，有波动感，可自行穿破，流出脓液，出脓后，疼痛可减轻，或反复发作。

【方一】干葛防风汤

【出处】《症因脉治》

【组成】葛根、防风、石膏各10克，甘草3克。

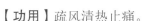

【功用】疏风清热止痛。

【主治】治疗外感风热而致牙宣等。

【方解】葛根清热解毒，养阴生津；石膏清热泻火，除烦止渴；防风疏风清热止痛；甘草缓急止痛，调和诸药。

【药理】葛根有解热、扩张皮肤血管、镇静、抗过敏、抗缺氧及降血压等作用。防风有解热、镇痛、抗炎作用和对免疫功能的影响，抗菌作用。石膏解热、抗炎、镇痛。

【用法】水煎服。每日1剂。

【方二】葛根白虎汤

【出处】《医醇剩义》

【组成】葛根6克，石膏15克，花粉9克，石斛9克，连翘4.5克，薄荷3克，防风3克，桔梗3克，淡竹叶20张，白茅根15克。

【功用】清胃泻火。

【主治】治疗阳明火热上灼口齿，而生牙痛、口疮，牙宣等症。

【方解】本方中石膏辛甘大寒，入肺胃气分，清热除烦，生津止渴；连翘、薄荷清热解毒，利咽；淡竹叶清心火；花粉生津止渴，白茅根凉血止血。

【药理】石膏有解热、抗炎、镇痛作用；以上诸药均有解热镇痛作用。

【用法】水煎服。每日1剂。

【方三】清胃散

【出处】《脾胃论》

【组成】生地黄、当归身各0.9克，牡丹皮1.5克，黄连1.8克，升麻3克。

【功用】清胃泻火，凉血消肿。

【主治】治疗胃中积热，上下牙痛不可忍，牵引头部，满面发热，其齿喜寒恶热；或牙龈红肿，溃烂出血，或唇口腮颊肿痛，口气臭热，舌上干燥，舌红苔黄，脉滑大而数。现用于牙宣、口疮、重舌、唇风等属于胃火上炎所致者。

【方解】本方以黄连苦寒泻火，清胃中积热。生地黄，牡丹皮滋阴凉血清热；当归养血和血；升麻散火解毒，兼为阳明引经之药。五药配合，共奏清胃泻火，凉血消肿之功。

【药理】《中华口腔科杂志》对大鼠进行抗炎、免疫及毒性的实验研究，表明本方对炎症有显著的抑制作用，能增强吞噬细胞的吞噬功能，并且毒性较小。

【用法】上药为细末。用水230毫升，煎至150毫升，去渣冷服。每日1剂。

【方四】白虎汤

【出处】《伤寒论》

【组成】知母18克，石膏30～45克，炙甘草6克，粳米18克。

【功用】清热生津。

【主治】治疗阳明热盛，见身热有汗，烦渴，牙痛、牙周肿痛、口疮等症。

【方解】方中石膏辛甘大寒，生津止渴，清解气分高热为君；知母苦寒质润，助石膏清热且能养阴生津为臣；炙甘草、粳米益气生津，养胃和中，防止寒凉伤中，共为佐使。四味合用，共收清热生津之功。

【药理】本方具有显著的退热作用，增强机体免疫功能，能增强腹腔巨噬细胞的吞噬功能，吞噬率及吞噬指数在1、3、6小时均有显著提高，能提高血清溶菌酶的含量；能促使淋巴细胞转化，本方对再次抗体形成有促进作用。

【用法】上药以水1升，煮米、煎药得汤200毫升，分3次温服。每日1剂。

【方五】泻心汤

【出处】《金匮要略》

【组成】大黄10克，黄连、黄芩各5克。

【功用】泻火解毒，燥湿泄热。

【主治】治疗三焦积热，邪火上升。而致牙齿疼痛、牙龈红肿、舌肿或痛，或口疮等症。

【方解】本方以黄芩泻上焦火，黄连泻中焦火，大黄泻下焦火，故对三焦积热之证尤为适用。凡牙痛、口疮等症，伴发热、大便秘结者用之较为有效。

【药理】黄芩、黄连除具有较强的抗菌、抗病毒作用外，黄芩对肠道抗过敏明显，有镇静作用，黄连还具有健胃作用；大黄药理作用主要有抗菌、抗病毒、泻下、保肝利胆，增加血小板、促进血液凝固、止血、利尿等。

【用法】上药以水800毫升，煮炖得250毫升，顿服。每日1剂。

【按语】因药物黄寒之性较强，故中病即止，不可多服。

【方六】泻黄散

【出处】《小儿药证直诀》

【组成】藿香叶20克，栀子3克，石膏15克，甘草90克，防风120克。

【功用】泻脾胃伏火。

【主治】治疗脾胃伏火循经上炎，而致牙龈肿胀、牙齿疼痛诸症。

【方解】方中石膏、栀子泻脾胃积热为君；防风疏散脾经伏火为臣；藿香叶芳香醒脾为佐；甘草泻火和中为使。配合成方，共奏泻脾胃伏火之功。

【药理】藿香有解痉、镇痛作用；石膏有抗炎、解热、镇痛作用；栀子有利胆、镇静、降血压、抗菌、抑制平滑肌作用。

【用法】将上药锉碎，用酒、蜜微炒香。每次取3～6克，用水200毫升，煎至100毫升，温服汤汁，每日两次。

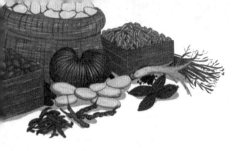

第5章 皮肤科疾病

5.1 疮疥疔痈

疖是单个毛囊及其所属皮脂腺的急性化脓性感染。致病菌大多数为金黄色葡萄球菌或白色葡萄球菌。中医亦称疖，多由暑、湿、热毒蕴于肌肤所致。

痈是多个相邻的毛囊和皮脂腺的急性化脓性感染，或由多个疖融合而成。致病菌为金黄色葡萄球菌。其特点为初起即有多个粟粒样脓头，溃后状如蜂窝，易向深部及周围扩散，范围较大，甚者大于30厘米。属中医"有头疽"范围，多因外受风温热毒，内有脏腑蓄毒所致。

疔是发病迅速而且危险性较大的急性感染性疾病，多发生在颜面和手足等处。若处理不当，发于颜面者很容易走黄而危及生命，发于手足者则可以损筋伤骨而影响功能。包括西医的疖，痈，坏疽的一部分。蛇头疔，指疔毒发于手指末端，肿胀形如蛇头者。

【方一】清暑汤

【出处】《外科全生集》

【组成】金银花20克，连翘10克，黄芩10克，滑石15克，车前子10克，花粉10克，赤芍10克，薄荷6克，荷梗10克，生甘草5克。

【功用】清暑利湿，消肿解毒。

【主治】夏秋季节，患处结块，形似如锥，单个或多个，胸闷少食，小便短少。

【用法】水煎服，每日1剂。

【方二】热疖方

【组成】金银花20克。

【功用】清热解毒，凉营和血。

【主治】患处突起，形似如锥，灼热疼痛，脓成溃破，数日而愈，或有发热、口渴。

【用法】水煎服，每日1剂。

【方三】五味消毒饮

【出处】《医宗金鉴》

【组成】金银花、紫花地丁、天葵、蒲公英、野菊花适量，酒少量。

【功用】清热解毒。

【主治】轻者疖肿只有一两个，多则可散发全身，或簇集一处，或此愈彼起。

【方解】金银花清气血热毒，紫花地丁、天葵、蒲公英、野菊花清热解毒，清解之力尤强，并能令血散结，消肿痛。

【用法】水煎服，每日1剂。

【方四】防风通圣散

【出处】《宣明论方》

【组成】防风、川芎、当归、白芍、大黄、薄荷、麻黄、连翘各6克，石膏、黄芩、桔梗各12克，滑石20克，甘草10克，荆芥、白术、栀子各3克。

【功用】养阴清热解毒。

【主治】疖肿此愈彼起，不断发生。散发全身各处，疖肿较大，易转变为有头疽。

【方解】麻黄、荆芥、防风、薄荷疏风解表，大黄泻热通便，滑石、栀子清热利湿，使里热从二便分消。石膏、黄芩、连翘、桔梗清热泻火解毒，以清肺胃之热，当归、川芎、白芍养血和血，白术、甘草益气和中，调和诸药。

【用法】水煎服，每日1剂。

【方五】托里定痛汤

【出处】《外科正宗》

【组成】熟地黄15克，当归、白芍、川芎各9克，乳香、没药各7克，罂粟壳6克，肉桂2克。

【功用】补血行瘀，内托止痛。

【主治】治痈疽溃后，因体弱血虚疼痛者。

【方解】方中当归、熟地黄、白芍、川芎补血活血；肉桂温经助阳，通血脉，散寒止痛；乳香、没药活血定痛，消肿生肌；罂粟壳专止疼痛。诸药共奏其功效。临床应用：本方是补血行瘀，内托止痛的方剂。

【用法】水煎，每日1剂，半饿时分3次温服。实热者忌用。

5.2 手足甲癣

手足癣是指指（趾）及掌、跖面皮肤的浅部真菌感染。病原菌多为红色毛癣菌、絮状表皮癣菌及须毛癣菌。临床分为水疱型、鳞屑角化型、浸渍型。足癣相当于中医学"臭田螺""田螺皮包"等范畴。

甲癣是浅表皮肤真菌侵犯甲板或甲下一种甲真菌病。一般由手足癣日久蔓延而成。临床以指（趾）甲发生凹凸不平、肥厚，失去正常光泽等为特征。甲癣相当于中医学"鹅爪风""油灰指甲""油炸甲"等范畴。

【方一】百蛇灭癣方1

【出处】《中国中医秘方大全》

【组成】蛇床子、苦参、白鲜皮各45克，生百部、当归各20克，雄黄（后下）、硫磺（后下）各12克。

【功用】杀虫止痒。

【**主治**】鳞屑、角化型手癣。

【**方解**】方中蛇床子杀虫止痒，燥湿；苦参清热燥湿，杀虫；白鲜皮清热燥湿，祛风解毒；生百部杀虫灭虱；当归活血止痛；雄黄解毒，杀虫；硫磺外用解毒杀虫疗疮。

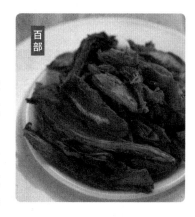

百部

【**药理**】现代药理研究发现蛇床子对皮肤癣菌有抑制作用；苦参有抗炎，抗过敏、皮炎、烫伤的作用；白鲜皮能抑多种癣菌、真菌；百部能抑制一切皮肤真菌，水浸液和醇浸液对体虱、阴虱皆有杀灭作用；雄黄有抑菌（真菌、癣菌），增强免疫的作用；硫磺与皮肤接触可溶解角质、杀疥虫、细菌、真菌作用，对动物实验性炎症有治疗作用。

【**用法**】每日1剂。水煎待温后浸泡20～30分钟，每日两次。

【方二】百蛇灭癣方2

【**出处**】《中国中医秘方大全》

【**组成**】蛇床子、苦参、白鲜皮各60克，生百部、黄柏各20克，雄黄（后下）、硫磺（后下）各12克。

【**功用**】杀虫止痒。

【**主治**】糜烂型手足癣。

【**方解**】方中蛇床子杀虫止痒，燥湿；苦参清热燥湿，杀虫；白鲜皮清热燥湿，祛风解毒；生百部杀虫灭虱；黄柏清热燥湿，解毒疗疮；雄黄解毒，杀虫；硫磺外用解毒杀虫疗疮。

【**药理**】现代药理研究发现蛇床子对皮肤癣菌有抑制作用；苦参有抗炎、抗过敏、皮炎、烫伤的作用；白鲜皮能抑多种癣菌、真菌；百部能抑制一切皮肤真菌，水浸液和醇浸液对体虱、阴虱皆有杀灭作用；黄柏有抑菌作用；雄黄有抑菌（真菌、癣菌），增强免疫的作用；硫磺与皮肤接触可溶解角质、杀疥虫、细菌、真菌作用，对动物实验性炎症有治疗作用。

【用法】每日1剂。水煎待温后浸泡20～30分钟，每日两次。

【方三】百部根酒

【出处】《实用药酒精选》

【组成】百部根50克，白酒500毫升。

【功用】滋阴清热，杀虫止痒。

【主治】手足癣各型。

【方解】方中百部润肺止咳，杀虫灭虱。

【药理】现代药理研究发现百部能抑制一切皮肤真菌，水浸液和醇浸液对体虱、阴虱皆有杀灭作用。

【用法】将百部根炒至焦黄，入酒浸泡，5日后取用。每次15毫升，空腹饮之，每日3次。

【方四】三妙汤加味

【出处】《四肢躯干皮肤病诊疗选方大全》

【组成】苍术、黄柏、川牛膝、木瓜各10克，大青叶、赤小豆各12克，鱼腥草15克，生甘草6克。

【功用】清热燥湿，祛风解毒。

【主治】足癣湿热下注型。

【方解】方中苍术燥湿健脾，祛风散寒；黄柏清热燥湿，泻火除蒸，解毒疗疮；川牛膝；木瓜舒筋活络，和胃化湿；大青叶清热解毒，凉血消斑；赤小豆、鱼腥草清热解毒，消痈排脓，利尿通淋；生甘草，祛痰止咳，缓急止痛，清热解毒，调和诸药。

【药理】现代药理研究发现苍术、黄柏、川牛膝、木瓜有抑菌抗炎作用；鱼腥草、甘草抗溃疡、抗炎、抗过敏作用、抗菌。

【用法】水煎服，每日1剂。

【方五】养血润肤饮加减

【出处】《四肢躯干皮肤病诊疗选方大全》

【组成】丹参、地肤子、白鲜皮、当归、白芍、皂角刺、桃仁、防风各10克，熟地黄、何首乌、天花粉各12克。

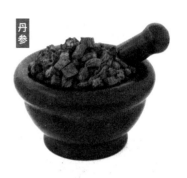

丹参

【功用】养血润燥，祛风止痒。

【主治】手癣血虚生燥者。

【方解】方中丹参活血，祛瘀止痛，凉血消痈，除烦安神；地肤子利尿通淋，清热利湿，止痒；白鲜皮清热燥湿，祛风解毒；当归补血，活血止痛，润肠通便；白芍养血敛阴，柔肝止痛，平抑肝阳；皂角刺消肿排脓，祛风杀虫；桃仁活血化瘀，润肠通便，止咳平喘；防风祛风解表，胜湿止痛，止痉；熟地黄补血养阴，填精益髓；何首乌制用补益精血，生用解毒截疟润肠通便；天花粉清热泻火，生津止渴，消肿排脓。

【药理】现代药理研究发现丹参改善微循环，抗炎抗过敏作用，对某些癣菌有抑制作用；地肤子抑制多种皮肤真菌，抑制迟发型超敏反应；白鲜皮抑多种癣菌、真菌；当归补血，活血止痛，润肠通便；桃仁镇、抗炎、抗菌、抗过敏作用；防风抗炎，抗过敏，抗菌疱疹，紫癜，扁平疣；熟地黄补血养阴，填精益髓；天花粉具免疫刺激和免疫抑制作用。

【用法】水煎服，每日1剂。

 ## 5.3 神经性皮炎

神经性皮炎又名慢性单纯性苔藓，是一种常见的慢性皮肤神经功能障碍性皮肤病，好发于颈项、上眼睑处，基本皮损为针头至米粒大小的多角形扁平丘疹，淡红、淡褐色或正常肤色，质地较为坚实而有光泽，表面可覆有糠秕状非薄鳞屑，久之皮损渐融合扩大，形成苔藓样变，自觉阵发性瘙痒，常于局部刺激、精神烦躁时加剧。

本病相当于中医学"牛皮癣""摄领疮"等范畴。

【方一】

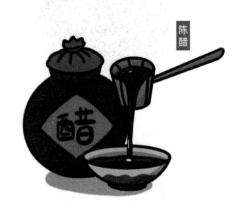

陈醋

【出处】民间验方

【组成】木鳖子60克，陈醋500克。

【功用】疏肝清热，疏风止痒。

【主治】神经性皮炎。

【方解】方中木鳖子攻毒疗疮，消肿散结；陈醋杀菌。

【药理】现代药理研究发现木鳖子具有抗炎作用；陈醋抑菌。

【用法】土鳖子去壳，烤干后研成细末，放入陈醋内浸泡7日，每日摇动两次。先用绿茶水清洗患处，然后用药液直接涂搽，每日2～3次。

【按语】对皮肤无刺激性，但有一定毒性，防入口。

【方二】

【出处】民间验方

【组成】木槿皮、蛇床子、百部各30克，五倍子24克，密陀僧18克，轻粉6克。

【功用】疏肝清热，疏风止痒。

【主治】神经性皮炎。

【方解】方中木槿皮、蛇床子、密陀僧、轻粉杀虫止痒，燥湿；百部根据有杀虫灭虱作用。

【药理】现代药理研究发现木槿皮、蛇床子、百部、密陀僧、轻粉对皮肤癣菌有抑制作用；五倍子收敛止血，收湿敛疮。

【用法】将上药共研细末，用时以皂角水洗患处，再以醋调药粉成糊状，敷于患处，每日1次。

【方三】

【出处】民间验方

【组成】何首乌12克，牡丹皮4.5克，生地黄12克，熟地黄9克，当归9克，红花、地肤子各4.5克，白蒺藜3克，僵蚕、元参、甘草各3克。

【功用】疏肝清热，疏风止痒。

【主治】神经性皮炎。

【方解】牡丹皮、生地黄、元参清热凉血，养阴生津，且牡丹皮、当归、红花活血养血祛瘀，何首乌、熟地黄补益精血，地肤子清热利湿止痒、白蒺藜疏肝平肝祛风，僵蚕祛风化痰散瘀，甘草补中益气，清热解毒。

【药理】现代药理研究表明生地黄能抗炎、抗过敏；元参对多种细菌有抑制作用；牡丹皮能抗炎、抑制血小板凝集，并对多种致病菌及致病性皮肤真菌有抑制作用；当归有抗血栓作用，能显著促进血红蛋白及红细胞的生成；红花的醇提物和水提物有抗炎、免疫抑制作用；何首乌、熟地黄能增强机体免疫力；地肤子抑制多种皮肤真菌，抑制迟发型超敏反应；白蒺藜能提高机体免疫力，抗衰老，抗过敏；僵蚕具有抗炎抑菌的作用；甘草能抗溃疡、抗炎、抗过敏、抗菌作用。

【用法】水煎服，每日1剂。

5.4 黄褐斑

黄褐斑，是指面部出现的淡褐色或深褐色斑块。多见于成年女性，是一种色素代谢异常的疾病，严重影响患者的容貌。

临床特点是面部突出部位渐渐出现淡褐色或深褐色斑，往往不被患者注意。色素斑最初为单发，渐渐数量增多，并逐渐融合成大小不一、形状不规则的斑片，对称分布于面部。以额部、前额、两颊最突出，有时呈蝶翼状，多见于颏和上唇部，边缘清楚呈弥漫性，局部无炎症及鳞屑，也无自觉症状。色素随季节、日晒、内分泌改变而变化，但经久不退。

现代医学对其病因尚不清楚，可能与性激素失调及自主神经系统功能紊乱有关。光照和外界物理刺激是本病发病的诱因。在一些慢性疾病如月经不调、痛经、子宫附件炎、肝胆疾患、慢性酒精中毒、甲状腺功能亢进、结核病、内脏肿瘤等患者中也常发生，且与化妆品使用不当有关。现代生活节奏加快，长期精神紧张使自主神经系统功能紊乱的疾病越来越多，黄褐斑的发病率也呈上升趋势。

本病的病因病机比较复杂，如情志不遂、暴怒伤肝造成肝郁气滞、气血瘀阻于面则生斑；或病久体弱、水湿久留、思虑伤脾导致脾虚不能化生精微、气血两亏、面部失养等。在中医辨证时，又有肝郁气滞、湿热内蕴、阴虚火旺引起黄褐斑的区别。

预防措施：（1）防止日晒，是避免黄褐斑加重的重要措施，外出时应根据季节选择适宜的防晒品，如防晒霜、遮阳帽、遮阳伞；（2）不滥用化妆品，尤其是不用含有铅、汞的化妆品；（3）多食富含维生素C的食物，如大枣、西红柿、西瓜、橘子、冬瓜、白菜、芹菜、柿子、香蕉等；（4）自我调节情绪，注意劳逸结合，避免忧郁、烦躁、愤怒及长期过度的精神紧张，保持愉快、乐观、开朗、安定的情绪。

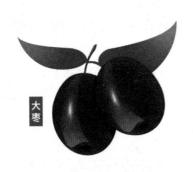

大枣

【方一】

【组成】①牡丹皮12克，栀子9克，甘草9克，当归12克，茯苓15克，白芍15克，白术15克，柴胡9克，生姜6克，薄荷6克；②龙胆草15克，栀子12克，甘草6克，当归9克，黄芩12克，柴胡9克，生地黄15克，车前子12克，泽泻15克，木通12克。

【功用】①疏肝理气，解郁泻火；②清肝泻火。

【主治】肝郁气滞引起的黄褐斑。症见皮肤见浅褐，深褐色点状或片状斑，境界清晰，边缘不整，以颜面、目周、鼻周多见。

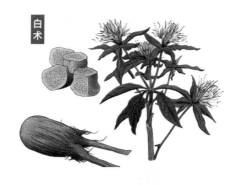

【用法】水煎，分3次服，每日1剂。

【按语】伴有两胁胀痛，烦躁易怒，嗳气，纳谷不馨，舌苔薄黄，脉弦数，用方①；若肝火上炎，褐斑较深，头痛口苦者用方②。

【方二】

【组成】知母12克，黄柏12克，熟地黄24克，山茱萸12克，山药15克，泽泻9克，茯苓9克，牡丹皮9克。

【功用】滋阴降火。

【主治】阴虚火旺引起的黄褐斑。症见斑块多见于鼻、额、面颊部，色淡褐或深褐色，呈点状或片状，大小不定，境界清楚，边缘不整。伴有头晕耳鸣，五心烦热，心悸失眠，腰酸腿软，舌质红，少苔，脉细数。

【用法】水煎，分3次服，每日1剂。或共研细末，炼蜜为9克丸，每日2～3次，1次用温开水送服1丸。

5.5 粉刺

粉刺是指颜面、胸、背等处生丘疹如刺、可挤出白色碎米样粉汁的一类皮肤病。

本病相当于现代医学的痤疮，好发于青春发育期的青年，成年男子亦可发病。很多年轻人进入青春期后，脸上会不知不觉长出很多"青春痘"，西医称之为痤疮，民间常叫"粉刺"。"青春痘"虽对健康无碍，但却影响面容美观，使青年朋友十分苦恼。痤疮是一种毛囊皮脂腺的慢性炎症。一般认为与内分泌、细菌感染有关，是因毛囊口角化过度，皮脂分泌过多，淤积而呈黑头粉刺。粉刺棒状杆菌大量繁殖，分解皮脂，产生游离脂肪酸，而刺激毛囊，引起炎性反应，与饮食、遗传、局部卫生、细菌毒素及消化功能有密切关系。除面部外，前胸、后背也会出现黑色或红色丘疹，中央可有脓疱性或疖肿性改变，此起彼消，反复发生，愈后留有红色浅表疤痕。严重者有大小不等的囊肿性损害，囊肿愈后有疤痕，或形成疤痕疙瘩。

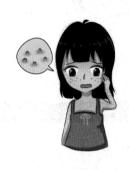

中医认为痤疮虽然生在皮肤表面，但与脏腑功能失调相关。故将痤疮分为湿热壅盛型、脾虚湿盛型和肝郁气滞型。在中医辨证时，又有肺热、胃热、血热、毒热、湿毒血热引起粉刺的区别。

除药物治疗外，患者平日应经常用温水、硫黄肥皂洗涤颜面；多吃新鲜蔬菜及水果，多饮水，不食或少食油腻及辛辣食物；生活要有规律，不熬夜；禁止用手挤压皮疹，尤其是鼻及口的周围，以免发生危险。

【方一】

【组成】潞党参12克，枇杷叶12克，黄连9克，黄柏9克，桑白皮15克，甘草9克。

【功用】清泄肺热。

【主治】肺热引起的粉刺。症见颜面部有与毛囊一致的丘疹，形如粟米大小，可挤出白粉色油状物质，皮疹以鼻周围较多，亦可见于前额，间或有黑头粉刺，有轻度发痒，常伴有口鼻干燥，大便干，舌质微红，苔薄白或薄黄，脉浮数。

【用法】水煎，分3次服，每日1剂。

【方二】

【组成】大黄12克，芒硝9克，甘草6克。

【功用】清阳明腑热。

【**主治**】胃热引起的粉刺。症见颜面部有散在毛囊性丘疹，形如粟米大小，可挤出白粉色油状物质，间或有黑头粉刺，以口周较多，亦可见于背部前胸，大便秘结，舌质红，苔腻，脉沉滑而有力。

【**用法**】水煎，分3次服，每日1剂。

【方三】

【**组成**】当归12克，生地黄18克，赤芍12克，川芎9克，红花9克，桃仁12克，玫瑰花12克，野菊花12克，鸡冠花12克，凌霄花12克。

【**功用**】凉血清热。

【**主治**】血热引起的粉刺。症见颜面两颊有散在潮红色丘疹，形如粟米大小，以口鼻周围及两眉间皮疹较多，面部常有毛细血管扩张，遇热或情绪激动时面部明显潮红，自觉有灼热，妇女在月经前后皮疹常常增多，大便干燥，小便黄赤，舌尖红，苔薄，脉细滑而数。

【**用法**】水煎，分3次服，每日1剂。

【方四】

【**组成**】金银花15克，野菊花15克，蒲公英15克，紫花地丁15克，紫背天葵15克，连翘15克，黄芩12克。

【**功用**】清热解毒。

【**主治**】毒热引起的粉刺。症见颜面部有散在米粒大丘疹，丘疹顶端常有小脓疱，或周围有轻度红晕，自觉疼痛，脓疱此起彼落，反复不断，脓疱消退后皮肤表面可遗留凹陷性小瘢痕，形如橘皮，胸背常被累及，大便干燥或秘结，数日不行，小便黄赤，舌质红，苔黄燥，脉弦滑或数。

【**用法**】水煎，分3次服，每日1剂。

【方五】

【**组成**】土茯苓15克，薏苡仁15克，萆薢15克，车前子15克，大豆黄卷12克，泽泻12克，板蓝根15克，赤芍15克。

【功用】除湿解毒，活血化瘀。

【主治】湿毒血瘀引起的粉刺。症见面部胸背除米粒大丘疹外，常发生黄豆大或樱桃大之结节或囊肿，皮肤表面高低不平，重者感染成脓疱，局部红肿疼痛，并可有头痛，身热等全身不适，颜面皮肤出油较多，胸背常有同样病损，舌质暗红，苔黄或白，脉缓或沉涩。

【用法】水煎，分3次服，每日1剂。

5.6 银屑病

银屑病又称牛皮癣，是一种常见的慢性复发性炎症性皮肤病，是皮肤上起白色厚屑，伴有瘙痒的一种顽固性皮肤损害。其皮损特点是红色丘疹或斑块上覆有多层银白色鳞屑，有明显季节性，多数患者病情秋冬季加重，夏天缓解。

中医称本病为"白疕""疕风""干癣""蛇虱""松皮癣"。中医文献中对本病的论述很多，如《证治准绳·疡医·诸肿》记载："遍起风疹疥丹之状，其色白不痛，但痒，搔抓之，起白疕。名曰蛇虱。"

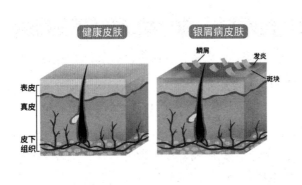

本病在中医辨证时，又有血热、血燥、血瘀、湿热、毒热蕴结、寒湿痹阻引起银屑病的区别。

【方一】

【组成】槐花15克，紫草12克，赤芍12克，白茅根12克，生地黄15克，丹参15克，鸡血藤12克。

【功用】凉血活血。

【主治】血热引起的银屑病。症见皮疹发生发展迅速，多呈点滴状，红斑或斑丘疹，表面鳞屑呈多层性，搔之表层易剥离，底层附着较紧，强行剥离后底面有点状出血，瘙痒较明显，常伴有心烦、口渴、便干溲黄，舌质红，苔白或黄，脉弦滑或弦数。

【用法】水煎，分3次服，每日1剂。

【方二】

【组成】当归12克，熟地黄15克，生地黄15克，黄芪15克，天门冬12克，麦冬12克，升麻9克，黄芩9克，桃仁6克，红花6克，天花粉12克。

【功用】养血滋阴润肤。

【主治】血燥引起的银屑病。症见皮疹发展较慢，多为淡红色斑块，有明显浸润，表面鳞屑不多，附着较紧，新发皮疹较少，舌质淡，或有白苔，脉沉缓或细缓数。

【用法】水煎，分3次服，每日1剂。

【方三】

【组成】川芎9克，当归尾9克，赤芍9克，苏木9克，牡丹皮9克，枳壳9克，瓜蒌仁9克，桃仁9克，槟榔6克，酒炒大黄12克。

【功用】活血化瘀行气。

【主治】血瘀引起的银屑病。症见皮损较厚，顽硬且坚，抓之如朽木，皮疹多呈暗红色斑块，有的皮疹互相融合呈地图状，表面鳞屑呈大片，附着亦紧，病程较长，大片融合之皮疹常有裂口或疼痛，舌质紫暗或有瘀点、瘀斑，苔少，脉涩或细缓。

【用法】加水400毫升煎至32毫升，空腹时服。药渣再煎再服。

【方四】

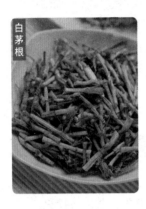

白茅根

【组成】龙胆草12克，白茅根12克，生地黄15克，大青叶12克，车前草12克，石膏21克，黄芩9克，六一散适量。

【功用】清热除湿解毒。

【主治】湿热引起的银屑病。症见皮疹多呈深红色斑块，大小不等，表面鳞屑呈油腻状或结成厚痂，鳞屑下有轻度渗出或表面湿润，有时可起脓疱，甚者融合成片，多发于四肢、手足掌跖、躯干及皱褶部位，舌苔白腻或黄腻，脉沉缓或沉弦。

【用法】水煎，分3次服，每日1剂。

【方五】

【组成】独活12克，桑寄生9克，杜仲9克，牛膝9克，细辛4克，秦艽9克，茯苓9克，肉桂心9克，防风9克，川芎9克，潞党参9克，当归9克，赤芍9克，生地黄9克，甘草9克。

【功用】温经散寒，除湿通络。

【主治】寒湿痹阻引起的银屑病。症见皮损可为大片暗红色斑，亦可为点滴状损害，表面鳞屑不多，或结成较厚的痂性鳞屑，常并发有关节疼痛，指趾小关节多被侵犯，寒冷季节加重，有时可造成关节畸形，舌质淡，苔少，脉多沉缓或沉细。

【用法】水煎，分3次服，每日1剂。

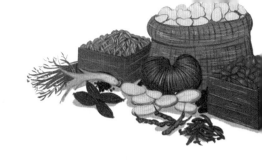

第6章 妇科疾病

6.1 乳腺增生

乳腺增生是指妇女乳房出现形态、数量、大小不一的硬结肿块，是一种良性的、非炎性的乳腺组织增生性疾病。乳腺增生是女性最常见的乳房疾病，其发病率占乳腺疾病的首位。据调查，有70%～80%的女性都有不同程度的乳腺增生，多见于25～45岁的女性。其主要症状为一侧或两侧乳房同时或相继出现大小不等的类圆形硬结节肿块，触摸的时候感觉到肿块表面光滑，是可活动的。

【方一】海带鳖甲猪肉煲

【组成】海带120克，鳖甲60克，猪肉200克，凤尾菇65克，盐、味精、葱、姜各适量。

【做法】将鳖甲洗净，尽量弄成小碎块备用；将猪肉洗干净，切成小块，放入沸水中焯一下，加料酒除去腥味；海带用清水泡开，洗净，再切成丝；把姜洗净切成片，

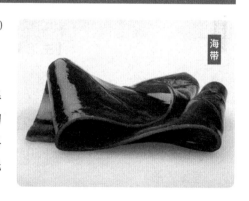

海带

葱洗净切成段，把凤尾菇洗干净；把海带、鳖甲、瘦肉、凤尾菇、葱段、姜丝放入锅中共煮汤；先用大火煮沸15分钟，再改小火煮1.5小时，加入适量盐、味精调味，搅拌均匀，盛盘即可。

【主治】气滞痰凝，见情志抑郁、胸胁胀满疼痛、乳房胀痛或胁下肿块等症状。

【方二】山楂青皮粥

【组成】青皮10克，山楂30克，大米100克，冰糖适量。

【制法】将青皮、生山楂洗净，切碎，一起放入砂锅中，加适量水，煎40分钟，用洁净纱布过滤，取汁备用；大米洗净，放入砂锅中，加适量水，用小火煨煮成稠粥；粥将成时，加入青皮、山楂汁搅匀，再加入适量冰糖，继续煨煮至沸即可。

【主治】肝郁气滞，见情志抑郁、小腹胀满疼痛、乳房胀痛或胁下肿块、月经不调、痛经等症状。

【方三】萝卜拌海蜇皮

【组成】白萝卜200克，海蜇皮100克，盐、植物油、白糖、香油、葱各适量。

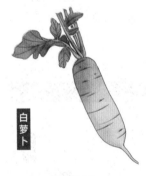

白萝卜

【制法】将白萝卜洗净，切成细丝，加少许盐腌渍一会儿，沥去水分；葱洗净，切成末；将海蜇皮切成丝，入沸水中焯一下，再放入清水中，然后挤干水分；萝卜丝与海蜇丝一起加少许盐拌匀；油锅烧热，炸香葱末，趁热将葱油淋入碗内，加白糖、香油拌匀即可。

【主治】乳腺增生，挤压乳头有异常分泌物等症。

【方四】海带拌鸡丝

【组成】海带200克，鸡脯肉100克，植物油、盐、香油、醋、酱油、姜、蒜各适量。

【制法】海带洗净，切成细丝，入开水中煮熟，捞出沥干水分；鸡脯肉洗净，切成丝，加盐、酱油拌匀，腌渍片刻；姜、蒜分别切成末；锅内放少许植物油烧热，放入鸡丝滑散，至变色后盛出沥油；将海带丝、鸡丝放入大碗中，加适量盐、香油、醋、蒜末、姜末拌匀即可。

【主治】乳腺增生，有肿块、触痛等症状。

【方五】乌鸡炖黑豆

【组成】乌鸡1只，黑豆250克，水发黑木耳30克，水发香菇10克，盐、姜末、葱段、味精各适量。

【制法】将乌鸡处理干净，切块；黑木耳洗净，撕小朵；香菇去蒂，切块；将鸡块与黑豆同煮熬汤，加入适量姜末、葱段至肉熟豆酥，加入黑木耳和香菇再煮片刻，加入适量盐、味精调味即可。

【主治】肝肾不足，身体虚弱、少气懒言、面色苍白、血虚头晕、肾虚腰酸及不孕不育等。

6.2 急性乳腺炎

急性乳腺炎又叫"乳痈"，多见于初产后哺乳的妇女。本病可分为初期、脓成期、脓溃期三个阶段。初起病情较急，乳房局部结块，乳房肿痛。脓成以后乳房胀痛加剧，红肿疼痛明显。脓溃期则可见脓液自创口溢出。

【方一】油菜大米粥

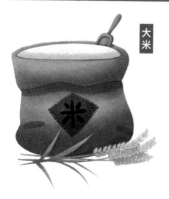

大米

【组成】桑叶、大米各50克，鲜油菜200克，盐少许。

【制法】大米、桑叶、油菜洗净，油菜切细条；大米、桑叶下锅，加500毫升清水，大火煮沸3分钟，转小火煮30分钟，成粥后将油菜放入烫熟，加盐调味。

【主治】急性乳腺炎所致的肿块灼热、肿痛。

【方解】大米有补气健脾、除烦渴等作用；鲜油菜可解毒消肿、润肠通便。

【方二】蒲公英米粥

【组成】蒲公英30克，大米50克，白糖少许。

【制法】蒲公英洗净，切碎；大米淘洗干净；将大米放到锅里，加500毫升清水，大火煮沸5分钟后，转小火煮15分钟后放入蒲公英碎，再煮至成粥状即可，食时加白糖调味。

【主治】由急性乳腺炎所致的乳房灼热肿痛、嘴干、大便干结等。

【方解】蒲公英具有清热解毒、消痈散结的作用。

【方三】鸡爪黄花蛋汤

【组成】鸡爪50克，鸡蛋2只，黄花菜20克，盐少许。

【制法】鸡爪洗净；鸡蛋打散成蛋液；黄花菜洗净，切碎；将鸡爪放到锅里，加适量清水，大火煮沸后转中火煮至鸡爪熟，煮熟后再放入黄花菜、鸡蛋，放少许盐即可。

【主治】急性乳腺炎所致的疮口脓稀、全身乏力。

【方解】鸡爪具有温中补气、活血通经的作用；鸡蛋具有补虚的作用；黄花菜具有清热、解毒、利尿、消肿、养血平肝、除烦的作用。

【方四】双耳汤

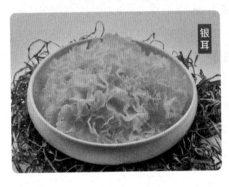
银耳

【组成】银耳、黑木耳、白糖各适量。

【制法】黑木耳、银耳分别泡发，洗干净，撕小块；将处理好的银耳和黑木耳放入锅内，加500毫升清水，大火煮沸转中火煮20分钟，食时加适量白糖即可。

【主治】因急性乳腺炎而引起的气短乏力、溃脓稀淡。

【方解】黑木耳、银耳均具有补肾、益气、润肺、生津、清热、活血、强身的作用。

【方五】薏米红豆汤

【组成】薏米、红小豆各30克，白糖少许。

【制法】将薏米和红小豆都淘洗干净，放入锅内，加500毫升清水，大火煮沸5分钟后，转小火煮30分钟，加白糖即可。

【主治】因乳汁淤积而致的急性乳腺炎。

【方解】红小豆具有清热毒、散恶血的作用；薏米具有健脾、渗湿、排脓的作用。

【方六】黑鱼山药汤

【组成】黑鱼500克，山药30克，葱末、姜末、料酒、盐各适量。

【制法】黑鱼洗净，切小段；山药去皮洗净，切片；将鱼段和山药一块放到锅里，加清水500毫升，再加入葱末、姜末、料酒、盐，用大火煮沸3分钟后，撇去浮沫，转小火煮20分钟即可。

【主治】急性乳腺炎所致的疮口脓稀、溃而不愈、气短、懒言。

【方解】黑鱼具有补脾利水、除瘀、清热解毒的作用；山药亦具有清热解毒的作用。

6.3 经前紧张综合征

月经前期有部分女性出现生理上、精神上以及行为上的改变，称为经前紧张综合征。女性在此时表现为情绪消极、乏力、烦躁、嗜睡、不愿做家务，甚至哭泣、大怒，个别有自杀行为。

有的合并有失眠、头痛、乳房胀痛、腹胀、恶心、呕吐、全身水肿等症状。这种紧张状态一般在月经前4～5日开始，来月经后消失。

【方一】茉莉花饮

【组成】茉莉花5克，白糖10克。

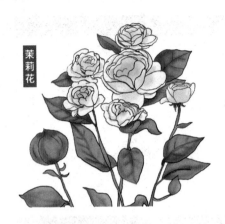

茉莉花

【制法】茉莉花用适量沸水冲泡，闷5分钟，加入白糖搅匀。

【功用】清心安神，疏肝解郁。

【主治】经前期乳房胀痛、烦躁失眠等不适症状。

【用法】每日1剂，代茶饮，月经后半期每日喝。

【方二】桂圆红枣莲子粥

【组成】莲子20个，龙眼肉（桂圆肉）、大枣（红枣）各10个，大米100克。

【制法】龙眼肉（桂圆肉）、大枣、糯米都洗净；莲子洗净，用温水泡4个小时；将所有原料都放入砂锅里，加入适量清水，用大火煮沸后改小火煮至粥成即可。

【主治】因脾气虚弱所致的经前紧张综合征。

【方解】龙眼肉、大枣都具有补益气血的作用；莲子具有健脾、固精、养心安神的作用；大米具有健脾、补中益气的作用。

【方三】橘皮粥

【组成】橘皮50克，大米100克，白糖少许。

【制法】将大米淘洗干净；橘皮研碎成细末状；把大米倒入锅里，加入适量清水，待成粥时再加入橘皮末，然后煮10分钟，加白糖调味即可。

【主治】因肝郁气滞所致的经前紧张综合征。

【方解】橘皮能够理气调中、燥湿化痰；大米补益脾胃、除烦渴。

【方四】益智仁莲子粥

【组成】莲子30克，益智仁20克，大米100克，白糖15克。

【制法】大米洗净；莲子洗净，泡1小时；益智仁洗净，放入砂锅，加少量水煎熬2次，每次熬30分钟提取浓缩液；莲子、大米下锅，加适量清水，大火煮沸后转小火煮至莲子熟烂，倒入益智仁浓缩液，加入白糖，拌匀再煮沸即可。

【主治】因脾虚、肾虚所致的经前紧张综合征。

【方解】莲子具有健脾、补肾、固精、养心安神的作用；益智仁具有暖肾固精、温脾开胃的作用。

【方五】山药羹

【组成】山药200克，鲜牛奶200毫升，枸杞子15克，白糖少许。

【制法】将山药去皮，洗净，剁碎，捣成糊状；枸杞子洗净，放入砂锅里，加入适量清水，大火煮沸后转中火煮30分钟，把山药糊倒进去，煮沸后转小火煮15分钟；用另一个锅把鲜牛奶煮沸，再倒入枸杞子山药糊里，加白糖调味即可。

【主治】因肾虚所致的经前紧张综合征。

【方解】山药有清热解毒、养血的作用；枸杞子有滋补肝肾、补气强精的作用。

【方六】芹菜益母草鸡蛋汤

【组成】芹菜250克，益母草30克，佛手片6克，鸡蛋1个，盐、味精各少许。

【制法】芹菜洗净切成段，与益母草、佛手片、鸡蛋一同放入砂锅中，加适量清水大火煮沸，转小火煮20分钟，加盐、味精调匀。月经前每日1剂，连服4～5剂。

【主治】肝气郁滞所致的经前紧张综合征。

【功用】疏肝、行气、解郁。

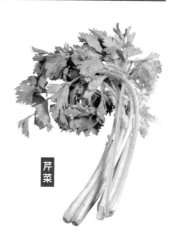

芹菜

6.4 白带异常

在正常情况下，女性的阴道与外阴经常有少量分泌物以保持湿润，这些分泌物就是白带。白带异常就是阴道分泌物增多，同时伴有颜色、质地、气味改变等。白带是女性生殖器官的晴雨表，如有异常情况，一定要引起重视。

【方一】山药桂圆羹

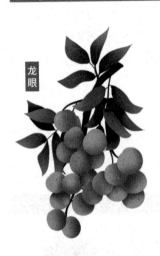

龙眼

【组成】山药100克，龙眼肉（桂圆肉）15克，荔枝4个，冰糖适量。

【制法】山药去皮切碎，龙眼肉洗净，荔枝去壳去核；将山药、龙眼肉、荔枝肉加水同煮，至山药熟烂时，加入冰糖即可。

【按语】此方最好于晨起或晚睡前食用，对带下病的调理能起到一定疗效。

【方二】参苓白果粥

【组成】党参、茯苓各20克，白果15克，大米60克，红糖适量。

【制法】先将党参、茯苓冲洗干净，放锅中加适量水煎熬30分钟，去渣留汁；再将白果、大米淘洗干净，放上述药汁中，用大火煮沸后，改用小火熬粥（若药汁不足可加沸水），熬至粥稠白果熟透时，加入红糖煮化即可。

【方解】白果治疗白带过多；党参、茯苓健脾益气，去湿止带。

【方三】黄芪炖乌鸡

【组成】黄芪30克，白术20克，莲子50克，乌骨鸡1只，盐、鸡精各适量。

【制法】将乌骨鸡处理干净；黄芪、白术用纱布包好，塞入鸡腹内，放入炖锅中；放入莲子，加适量水，用小火炖至鸡肉烂熟，拣去药包，加盐、鸡精调味即可。

【方解】乌骨鸡性平，味甘，有补虚、益气、健脾、固肾之功，凡体质虚弱、白带过多者，宜常食之。

【方四】韭菜根煮鸡蛋

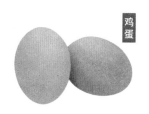
鸡蛋

【组成】韭菜根100克，鸡蛋1个，红糖10克。

【制法】将韭菜根洗净，与鸡蛋一起放入砂锅中，大火煮沸，转小火煮5分钟，去掉韭菜根，放入红糖稍煮。

【主治】脾虚和肾虚引起的白带异常。

【用法】每日1剂，连服7日。

【方五】猪肉墨鱼山药汤

【组成】墨鱼100克，猪瘦肉200克，怀山药10克，莲子4克，盐、味精各少许。

【制法】将墨鱼、猪瘦肉洗净切块；将墨鱼、猪瘦肉、怀山药、莲子一起放入砂锅中大火煮沸，转小火煮30分钟，加盐、味精调味即可。

【功用】消炎补虚。

【主治】阴道炎引起的白带异常。

6.5 月经不调

月经不调又称"月经紊乱"，指月经的周期、颜色、量、性状等出现不正常的改变，主要有下列症状：月经周期不正常、提前或错后；月经时多时少，甚至有时淋漓不尽，经质稀稠，经色不正常。

【方一】红花通经益肤粥

【组成】红花3克，当归10克，丹参15克，糯米100克，红糖30克。

【制法】糯米洗净，用清水浸泡1小时；将红花、当归、丹参一起放入砂锅中，用水煎2次，取药汁备用；糯米置于砂锅中，加药汁与适量清水，大火煮沸转小火煨粥，粥成时加入红糖拌匀即可。

【功用】养血润燥，活血调经，去瘀生新。

【方二】乌鸡归芪汤

【组成】乌鸡1只，黄芪15克，当归、茯苓各10克，盐、味精各适量。

【制法】将乌鸡处理、洗净；黄芪、当归、茯苓放入鸡腹内；再将鸡放在砂锅内，加适量水，大火煮沸，小火煮至肉烂熟；去药渣，加盐、味精调味，吃肉喝汤。

【功用】补益气血。

【方解】黄芪性微温，味甘，补中益气，体质虚弱、气虚下陷崩漏带下者宜食之；当归补血活血；茯苓健脾利湿；乌鸡味甘性平，偏温，益五脏，补虚损，强筋骨，活血脉，为补虚之佳品。

【方三】淫羊藿炖羊肉

【组成】羊肉250克，淫羊藿15克，仙茅、龙眼肉各10克，盐3克。

【制法】将羊肉洗净，淫羊藿、仙茅、龙眼肉用纱布包裹，与羊肉一同放入砂锅，加适量清水；大火煮沸后，小火炖煮3小时，去药包，加盐调味即可。

【方解】淫羊藿、仙茅有补肾壮阳、祛风除湿的功效；龙眼肉温补心脾。

【方四】西洋参炖乌鸡

【组成】西洋参、生姜片、葱段各10克，乌鸡1只，料酒、盐、味精、胡椒粉各适量。

【制法】将西洋参润透，切薄片；乌鸡处理、洗净；姜洗净拍松，葱洗净切段；将西洋参、乌鸡、姜片、葱段、料酒同放炖盅内，加适量清水，置大火上烧沸，再用小火炖至肉熟烂，加入盐、味精、胡椒粉调味即可。

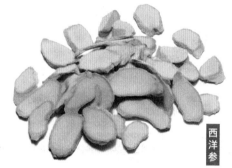

西洋参

【方解】西洋参味甘、性凉，补气生津。

【方五】益母草煮鸡蛋

【组成】鸡蛋2个，益母草30克。

【制法】将鸡蛋洗净，与益母草一起加水炖煮，蛋熟后去壳再煮20分钟即可。

【主治】瘀血阻滞所致的月经过少、月经后延等。

6.6 痛经

有的女性在行经前后或行经期，下腹部会出现极剧烈的疼痛，称为"痛经"，又叫"生理痛"。原发性痛经多见于年轻女性，来潮起即有疼痛，多因精神紧张，或因子宫发育不良、子宫位置过度屈曲等，使经血流行不畅所致。痛经多发生在经前一两日，或在月经来潮的第一日，于经期逐渐减轻，以致消失。痛经的部位在下腹部，有时放射到腰部或会阴部。

【方一】三花调经茶

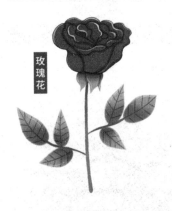

玫瑰花

【组成】玫瑰花、月季花各9克，红花3克。

【制法】玫瑰花、月季花、红花碾成粗末，将之放入茶杯中，用沸水冲泡，焖10分钟即可。

【方解】红花活血通经，用于闭经、痛经、恶露不尽；玫瑰花行气解郁，用于经前乳房胀痛、月经不调；月季花养血调经，用于痛经。三者合用能活血调经。

【方二】川芎调经茶

【组成】川芎3克，茶叶6克。

【制法】将川芎、茶叶放入砂锅中，加400毫升清水，大火煮沸后，转小火煎至剩一半汤汁即可。

【功用】活血祛瘀、行气止痛。

【方解】川芎活血行气、祛风止痛，用于月经不调、闭经、痛经、胸胁刺痛、头痛、风湿痹痛。

【方三】姜椒枣糖汤

【组成】生姜25克，花椒9克，红糖30克，大枣10颗。

【制法】将生姜、花椒、红糖、大枣一同放入砂锅中，加水煎服。

【主治】适用于寒湿凝滞型痛经，症见经前或经期小腹冷痛，得热则症状减轻，经行量少，色紫黑夹有血块，四肢不温，面色发白。

【方四】当归羊肉汤

【组成】羊肉100克，当归、生姜各10克。

【制法】羊肉洗净切碎，与当归、生姜同炖，熟烂后去当归、姜即可。

【功用】补血虚，温脾胃。

【方解】羊肉有益气补虚的作用，当归有补血活血之功，与生姜相配，可以补虚温中、活血祛瘀。

【方五】山楂去痛粥

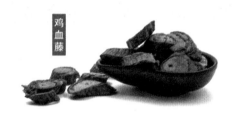

【组成】山楂30克，鸡血藤、益母草各12克，当归9克，川芎5克，大米100克，红糖适量。

【制法】大米淘洗干净，用清水浸泡30分钟；将山楂、鸡血藤、益母草、当归、川芎放入砂锅中，加适量水，煎取浓汁，去渣；药汁中加入大米煮成粥后加红糖搅拌均匀即可。

【主治】活血化瘀，调经止痛。

【方解】益母草活血调经、利尿消肿；鸡血藤补血、活血、通络，用于月经不调、血虚萎黄、麻木瘫痪、风湿痹痛。

【方六】益母羹

【组成】益母草20克，砂仁10克，米醋15克，红糖30克。

【制法】将益母草、砂仁水煎，去渣取汁；加米醋、红糖稍煮即可。

【方解】益母草祛瘀、调经，不论胎前、产后都能起到生血化瘀的作用；砂仁醒脾开胃，防止益母草寒性伤胃。几味同食，可治疗痛经。

6.7 闭经

闭经又叫"经闭""不月""月事不来"，是指女子年过18岁月经没有来潮，或者是来潮后又连续停经时间达3个月以上。其主要症状为初潮年龄晚并且经量少，逐渐月事不来，并伴有头晕耳鸣、腰酸腿软、烦热盗汗等情况。出现闭经有可能是内分泌异常或者是生殖器官发育不良所致。

【方一】墨鱼香菇冬笋粥

【组成】干墨鱼1只，水发香菇、冬笋各50克，猪瘦肉、大米各100克，胡椒粉1克，料酒10克，盐、味精各适量。

【制法】干墨鱼去骨，用温水浸泡发，洗净，切成丝状；猪瘦肉、水发香菇、冬笋分别切丝备用；大米淘洗干净，下锅，加入肉丝、墨鱼丝、香菇丝、冬笋丝、料酒一起熬至熟烂，最后调入适量盐、味精及胡椒粉即可。

【主治】闭经、白带频多。

【用法】每日1剂，分2次服。

【按语】脾胃寒湿气滞或皮肤瘙痒者慎食。

【方二】红花当归糯米粥

【组成】红花、当归各10克，丹参15克，糯米50克，红糖适量。

【制法】将红花、当归、丹参加水煎取汁，去渣，与糯米、红糖共煮成粥即可。

【主治】血虚血瘀型闭经、月经不调、痛经、腹中包块。

【方三】木耳核桃糖

【组成】黑木耳、核桃仁各120克，红糖240克，料酒适量。

【制法】将黑木耳泡发，与核桃仁一起碾成末，加入红糖拌和均匀，放入陶瓷罐内封紧，食用时佐料酒调服即可。

【主治】肾亏虚引起的闭经。

【方四】香菇红枣汤

【组成】水发香菇100克，红枣、莲子各20克，枸杞子5克，盐、味精、姜丝、肉汤各适量。

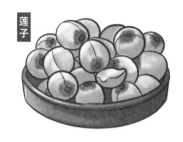

莲子

【制法】香菇、红枣、枸杞子洗净，香菇切丁；莲子洗净去心，加入适量清水，入蒸锅中蒸至莲子熟烂，取出备用；汤锅中倒入肉汤煮沸，将碗中蒸熟的莲子连汤一起倒入锅中，加入香菇、红枣、姜丝，中火煮约30分钟，放入枸杞子稍煮，加盐、味精调味即可。

【功用】补益气血。

【按语】用于闭经、月经量少色淡红的辅助食疗。

【方五】参芪蒸乌鸡

【组成】乌骨鸡1只，红参、赤茯苓、当归、益母草各9克，炙黄芪、黑桑葚、黑乌豆各24克，干白术、熟地黄各15克，炙甘草、盐、陈皮各6克，水发红菇30克，红枣13颗，虾仁20克，干荔枝13颗，生姜1～2片，盐、鸡精、香油各适量。

【制法】乌骨鸡去毛和肠杂，留心、肝、肾与肉一起蒸；将炙黄芪、白术、赤茯苓、当归、桑葚、炙甘草、盐、益母草、陈皮装入净纱布药袋内，扎紧袋口；将所有原料全部放入陶瓷罐内，加适量水放屉笼内用大火蒸2小时至熟透入味，揭盖取出，淋上香油即可。

【主治】乌骨鸡补虚；当归、益母草补血活血；红参、黄芪、白术、茯苓、陈皮健脾益气；熟地黄、黑桑葚、黑乌豆补肝肾。

【方六】苓夏蒸牛肉

【组成】鲜牛肉120克，茯苓、苍术、干荷叶各12克，半夏、玫瑰花、川红花、桃仁泥、制香附、川牛膝各9克，干白术粉、葛根各15克，陈皮6克，薏苡仁30克，益母草24克，生姜3片，大枣9颗，葱白5根，盐、陈年老酒、鸡精各适量。

【制法】将牛肉用纱布擦净，用刀切成斜块；白术、苍术、半夏、荷叶、葛根、桃仁泥、陈皮、制香附、益母草、川牛膝装入净纱布药袋内，扎紧袋口；牛肉与药包及其余原料放入陶瓷罐内，加适量清水放进屉笼内用大火蒸2小时至熟透入味；揭盖取出，淋上陈年老酒15～30毫升即可。

【功用】补血健脾、化瘀通经。

【主治】气血虚弱型闭经。

【方七】薏米扁豆粥

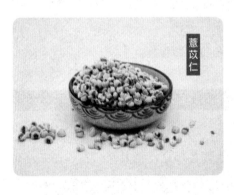
薏苡仁

【组成】薏苡仁30克，扁豆25克，山楂15克，红糖少许。

【制法】将扁豆炒熟，薏苡仁放清水中浸泡2小时；将炒好的扁豆、薏苡仁、山楂一起放入砂锅中加适量水，大火煮沸后转小火煮至薏苡仁熟，加入红糖调味。

【功用】健脾化湿、化瘀通经。

【主治】脾虚导致的闭经。

【用法】每日1次，连服7日。

6.8 慢性盆腔炎

慢性盆腔炎指女性盆腔器官发生的慢性炎症。本病常在分娩、流产等刺激后发生。以下腹部持续坠胀疼痛、下腰部酸痛为主要症状，常伴有月经不调、白带过多等症状。

气滞血瘀型：多见小腹胀痛，胸闷，带下色黄或白，有时夹有血丝，痛经，经期延长，月经紫色，有血块。

湿热型：多见腰腹疼痛，有灼热感，白带增多，身体疲乏，小便发黄。

寒湿型：多见下腹冷痛，怕凉，白带多，清稀如水，腰酸，食欲不振。

【方一】荔枝核蜜饮

【组成】荔枝核30克，蜂蜜20毫升。

【制法】荔枝核敲碎，放入砂锅，加入适量清水，浸泡片刻，大火煮沸后转小火煎煮30分钟，去渣取汁，加入适量蜂蜜拌匀即可。

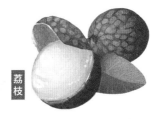
荔枝

【主治】慢性盆腔炎。

【方二】蒲公英饮

【组成】蒲公英25克，紫花地丁30克，鸭跖草20克。

【制法】蒲公英、紫花地丁、鸭跖草均洗净，放入煎锅中，加水煎煮2次，合并汤汁即可。

【功用】清热解毒。

【主治】慢性盆腔炎。

【用法】每日1剂，分2次服用。

【方三】生地大米粥

【组成】大米50克，生地黄30克。

【制法】生地黄洗净，切片，用适量水煎煮2次，去渣取汁；锅中放入适量清水，再放入大米煮粥，待粥八成熟时，放入药汁，继续煮至粥成即可。

【主治】湿热型慢性盆腔炎。

【方解】生地清热凉血、益阴生津。

【方四】苦菜菜菔汤

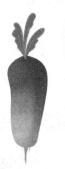

青萝卜

【组成】青萝卜片200克，苦菜100克，蒲公英25克，金银花20克，盐适量。

【制法】青萝卜片煮汤，大火煮沸后加其他原料，再煮沸后转中火煮至萝卜熟透，捞出其他原料不用，加盐调味，吃萝卜喝汤。

【功用】清热。

【主治】湿热型慢性盆腔炎。

6.9 女性不孕

生育年龄的夫妻同居两年以上，没有采取任何避孕措施，生育功能正常，女方不能受孕者，叫作"女性不孕症"。女性可能伴有月经不调、月经先后不定期、痛经、闭经等症状。

【方一】温补鹌鹑汤

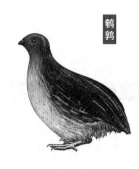

鹌鹑

【组成】菟丝子15克，艾叶30克，川芎10克，鹌鹑2只，盐适量。

【制法】鹌鹑去内脏，洗净、切块，入冷水锅，用大火煮沸后去血水，捞出；将菟丝子、艾叶、川芎放入砂锅中，加入3碗清水煎至1碗，滤渣取药汁；将药汁和鹌鹑用碗装好，隔水炖2小时，加盐调味即可。

【主治】体质虚损、子宫寒冷久不受孕。

【方二】虫草炖鸡

【组成】老母鸡1只，生姜片5克，冬虫夏草、葱白段各10克，料酒、味精、清汤、胡椒粉、盐各适量。

【制法】老母鸡去内脏，洗净，剁成块备用；将冬虫夏草与鸡块一同放入砂锅内，再加入清汤、生姜片、葱白段，大火煮沸后，倒适量料酒，再次煮沸后转小火炖煮2小时，最后加盐、胡椒粉、味精调味即可。

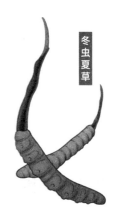

冬虫夏草

【方解】冬虫夏草性温味甘，含有虫草酸、蛋白质、脂肪等，可益气温阳、补肾填精；老母鸡具有补气血的作用。二者皆是补益佳品，一同食用，对因肾虚引起的不孕有较好的疗效。

【方三】苁蓉羊肉粥

【组成】羊肉100克，肉苁蓉15克，大米100克，盐适量。

【制法】先取肉苁蓉加300毫升水煮约20分钟，滤取药汁；大米淘洗干净，羊肉洗净，切碎，同大米一起放入锅内，加入煎好的肉苁蓉药汁煮粥；大火煮沸后转小火慢煮，煮至米烂肉熟时，加入少许盐调味即可。

【主治】肾阳虚之不孕，伴月经后期量少色淡、面色晦暗、腰酸腿软、性欲淡漠、小便清长、大便不实、舌淡苔白、脉沉细或沉迟。

【方四】益母山楂饮

【组成】益母草、山楂各15克，冰糖适量。

【制法】将益母草、山楂放入砂锅内，加适量水，大火煮沸后再煎20分钟；去渣留汤，放入冰糖溶化后即可饮用。

【功用】活血化瘀，温经通络。

【主治】血瘀不孕。

【方五】归参山药炖猪腰

【组成】猪腰500克，当归、党参、山药各10克，酱油、醋、姜丝、蒜末、盐各适量。

【制法】猪腰剖开，去除里面白色的筋膜腺腺，洗净；当归、党参、山药用纱布包好成药包；在锅中加入适量水，放入猪腰、药包，大火煮沸后转小火炖煮；酱油、醋、姜丝、蒜末、盐兑成调味汁备用；待猪腰熟透捞出，冷却片刻，切薄片，淋上调好的味料，拌匀即可。

【主治】气血虚型不孕症。

【方解】当归、党参均是补益气血的佳品；猪腰补肾。

【方六】米酒山药炖猪胰

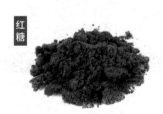

红糖

【组成】猪胰2个，山药50克，糯米酒200毫升，红糖10克。

【制法】将猪胰洗净，山药洗净切片；将猪胰、山药片、糯米酒、红糖置瓷碗中，隔大火蒸熟即可。

【主治】不孕症患。

6.10 更年期综合征

随着年龄的增长，女性的卵巢功能逐渐老化，激素水平也会发生异常。在女性闭经前后，雌性激素分泌降低，再加上自主神经变化或心理性的原因，会出现一系列的身体及心理不适，如绝经、月经紊乱、情绪压抑不稳定、潮热汗出、头痛、头重、肩酸痛、腰痛、心悸、呼吸困难、疲劳、冷虚、头部充血、失眠等，常被称为更年期综合征。

【方一】龙牡粥

【组成】石决明、龙骨、牡蛎各30克，糯米100克，红糖适量。

【制法】石决明、龙骨、牡蛎加300毫升水，煎1小时去渣取汁；再加入糯米、600毫升水煮成粥，加红糖食用即可。

【功用】平肝潜阳，镇静安神。

【主治】龙骨、牡蛎均有潜阳、镇静安神之效；石决明有平肝潜阳、镇静作用。

【方二】合欢花粥

【组成】干合欢花30克（鲜品50克），大米50克。

【制法】干合欢花布包，加300毫升水烧沸；煎20分钟后，取汁与大米一同加水如常法煮粥，至粥稠时即可。

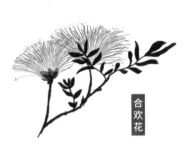

合欢花

【功用】安神清暑。

【方解】合欢花性味甘平，入粥香甜。

【按语】合欢花药性易挥发，不宜久煎。

【方三】更年康粥

【组成】黄芪、首乌藤各30克，当归、桑叶各12克，三七6克，胡麻仁10克，小麦100克，大枣10颗，白糖适量。

【制法】小麦洗净，用清水浸泡1小时；黄芪、首乌藤、当归、桑叶、三七、胡麻仁一同放入砂锅中，加水煎取汁液；将小麦及大枣放入药汁中煮成粥，加白糖调味即可。

【功用】益气养血，宁心安神。

【主治】更年期烦躁、失眠。

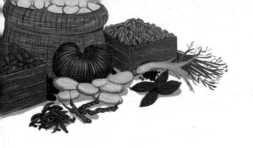

第7章 男科疾病

7.1 遗精

遗精指不因性交而精液自行泄出，有梦而遗为"梦遗"，无梦而遗为"滑精"。遗精并不只出现在青春期，婚后也会发生，每月一两次遗精属正常现象，但如果过多则应引起重视。

心肾不交，阴虚火旺型：多梦遗，烦热口干，小便短赤，舌红少苔。

肾气不固，封藏失职型：头昏目眩，腰酸耳鸣，面色发白，舌质淡红。

肝胆火盛，湿热内蕴型：目赤口干，小便热赤，急躁易怒，舌苔黄腻。

【方一】韭子粥

【组成】大米50克，韭菜子15克，盐适量。

【制法】炒锅用小火烧热后，放入韭菜子炒熟；大米淘洗干净，放入锅中，再加入适量水，大火煮沸后放入炒好的韭菜子，再煮沸后转小火煮粥；待粥煮至黏稠时即可，食时可酌情加适量盐调味。

【方二】龙骨粥

【组成】糯米100克，煅龙骨30克，红糖适量。

【制法】将龙骨捣碎，放入砂锅内，加适量水，大火煮沸后转小火煎煮1小时，去渣取汁；将药汁与糯米一同放入锅中，酌情加水煮粥，大火煮沸后转小火熬煮；煮至粥黏稠时即可，食时可加适量红糖调味。

【功用】收敛固涩，镇惊潜阳。

【方解】龙骨是收敛精气的佳品。

【用法】早晚空腹热服，1个疗程5日。

【按语】湿热症者不宜食用。

【方三】鸡蛋三味汤

【组成】芡实、去心莲子、怀山药各9克，鸡蛋1个，白糖适量。

【制法】将芡实、莲子、怀山药一同放入锅中，然后加入适量水，用火熬煎；待成药汤以后，放入鸡蛋，继续煮。鸡蛋煮熟以后，依据个人口味加入白糖，即可食用。

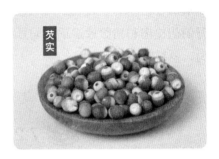

【功用】补肾，固精安神。

【方四】酒炒螺蛳

【组成】螺蛳500克，植物油、料酒、盐、醋、姜末各适量。

【制法】螺蛳在清水中静置1小时以上，令其吐净泥沙，洗净；用醋、姜末与盐调成味汁备用；油锅烧热，放入螺蛳大火快炒片刻，加适量料酒翻炒几下，再加少许沸水，大火煮沸后转小火慢煮；待汤将煮尽时即可盛出，蘸着调好的味汁食用。

【方解】螺蛳肉具有清热、利水的功效。

【按语】本品尤其适用于滑精患者。

【方五】莲子百合煲猪肉

【组成】猪肉200～250克，莲子、百合各30克，葱、姜、蒜、盐各适量。

【制法】将3种材料与各种调料一同放入锅中，然后加入适量的水用火煲熟，即可食用。

【功用】交通心肾，固摄精气。

【方解】莲子、百合均为补中益气的佳品。

【方六】桃仁炒腰花

【组成】胡桃肉20克，猪腰1只，黄酒、姜、葱、盐各适量。

【制法】将胡桃肉用清水洗净，并剖碎；将猪腰用清水洗净，并剖开，然后放在开水中，浸泡2小时，去浮沫；在锅中放油，油热以后，将处理好的胡桃肉和猪腰放进锅中同炒；快熟时，加入黄酒、姜、葱、盐搅拌均匀，熟后装盘即可食用。

7.2 慢性前列腺炎

慢性前列腺炎是男性泌尿生殖系统常见病，也是一种发病率非常高且让人十分困扰的疾病，接近50%的男性在其一生中会有前列腺炎症状。慢性前列腺炎多发于青壮年，以尿频、尿急、尿痛或小便淋漓不尽，尿道口有时可见白色分泌物等为主要症状。

【方一】莲须芡实粥

【组成】莲须8克，芡实16克，大米50克。

【制法】将莲须、芡实加水煎煮，去渣取汁，大米淘净，与药汁一起煮粥。

【功用】利尿通淋，益气泄浊。

【主治】慢性前列腺炎。

【用法】每日1剂，连服20日。

【方二】山药菟丝粥

【组成】怀山药30克，菟丝子10克，糯米100克，白糖适量。

【制法】糯米洗净，泡2小时；怀山药去皮，洗净切片；菟丝子煎药汁；怀山药、糯米煮成粥，加药汁同煮片刻后，加白糖调味即可。

【按语】适用于小便赤涩、淋漓不尽、神疲腰痛者的辅助食疗。

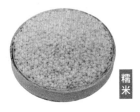

糯米

【方三】马齿苋白糖茶

【组成】马齿苋50克，白糖30克，茶叶10克。

【制法】将新鲜的马齿苋清洗干净，沥水，切段；将切好的马齿苋与白糖、茶叶同放入砂锅中，加适量水，先用大火煮沸后用小火煎煮片刻；滤除残渣，将水倒入茶壶直接饮用即可。

【方解】马齿苋味酸，性寒，入大肠、肝、脾经，质黏滑利，具有清热祛湿、散血消肿、利尿通淋的功效。

【方四】二紫通尿茶

【组成】紫花地丁、紫参、车前草各15克，海金沙30克。

【制法】所有原料研成粗末，置保温瓶中，500毫升沸水冲入保温瓶中，焖泡15分钟。

【主治】前列腺炎、排尿困难及尿频尿痛症。

【方五】肉炒豆腐干

【组成】猪瘦肉丝50克，豆腐干200克，植物油、盐、酱油、水淀粉、葱末、姜末各适量。

【制法】肉丝用盐、酱油、水淀粉抓匀；豆腐干切细条；油锅烧热爆香葱末、姜末，下肉丝滑散，再下豆腐干翻炒，出锅前撒盐调味即可。

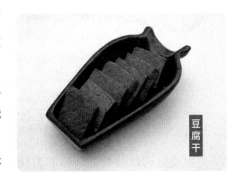

豆腐干

【按语】常食有助于预防前列腺癌。

【方六】葱白橘葵糖

【组成】葱白泥20克，橘红粉50克，炒冬葵子、白糖各500克。

【制法】白糖加水以小火煎熬至黏稠，加入冬葵子、橘红粉、葱白泥调匀，熬至挑起糖成丝状时，趁热倒入瓷盘，待冷压平切块即可。随意服食。

【主治】肝气郁滞、小便不通时胁腹胀满、烦躁等症。

【方七】利尿蛤蜊肉

【组成】蛤蜊肉250克，牛膝30克，车前子、王不留行各20克，盐适量。

【制法】诸药材用纱布包好，与蛤蜊肉入砂锅，加适量清水大火煎沸转小火煎30分钟，除药袋，加盐调味即可。

【主治】前列腺肥大、小便淋漓涩痛、五心烦热等症。

【方八】苏蜜煎

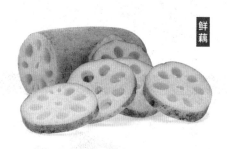
鲜藕

【组成】鲜藕300克，蜂蜜40毫升，生地黄10克。

【制法】藕榨藕汁，生地黄加水煎药汁，两汁混合用小火稍煎。

【主治】前列腺炎、小便短涩不利。

【用法】餐后加蜂蜜饮服。

7.3 阳痿、早泄

早泄是男性性功能障碍的表现之一，长期早泄易导致阳痿。阳痿主要表现为在性生活时阴茎不能勃起。早泄主要表现为阴茎在接触女性生殖器而未插入阴道前就发生射精或射精过早、过快。有器质性与功能性之分。当男性发生阳痿、早泄的情况后，会产生自卑感，这时伴侣的理解和宽慰就显得非常重要。

【方一】羊肾汤

【组成】鲜羊腰1对，猪骨头汤1碗，猪脊髓1副，胡椒末少许，姜末5克，葱白2根，香菜末3克，盐适量。

【制法】把羊腰剖开，去筋膜，冲洗干净，切成薄片；猪脊髓洗净，切成小段；把猪骨头汤与胡椒末、盐、姜末、葱白一起放入锅内，用小火烧沸，把猪脊髓放入汤中，煮约15分钟，再投入羊腰片，改用大火烧沸3分钟，倒入碗内，撒上香菜末即可。

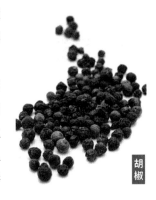

胡椒

【主治】肾精不足引起的阳痿。

【方二】三子泥鳅汤

【组成】活泥鳅200克，韭菜子、枸杞子、菟丝子各20克，盐、鸡精各少许。

【制法】将泥鳅处理干净；韭菜子、枸杞子、菟丝子均洗净，韭菜子与菟丝子装入纱布袋，口扎紧；将泥鳅、枸杞子、纱布袋一同入锅，加入水600毫升，用大火煮沸后再改小火煨至水剩余300毫升时取出布袋，加入盐、鸡精调味即可。

【主治】阳痿，早泄，贫血。

【方三】枸杞炖羊肉

【组成】羊腿肉150克，枸杞子20克，清汤、葱、姜、料酒、盐、鸡精各适量。

【制法】将羊肉整块入沸水锅内煮透，放入凉水中洗净血沫，切成方块；葱洗净切成段，姜洗净切成片；铁锅烧热，下羊肉、姜片翻炒，烹入料酒炝锅，炒透后，将羊肉同姜片一起倒入砂锅内，放入枸杞子、清汤、盐、葱段烧沸，撇净浮沫，加盖，用小火将羊肉炖烂，挑出葱、姜，放入鸡精调味即可。

【按语】辅助治疗早泄、肾虚、阳痿等症。

【方四】米酒炒大虾

【组成】对虾300克，米酒、植物油、盐、姜、葱、白糖、鸡精、香油各适量。

【制法】将对虾剪去须、爪和尾，从头、背开口，取出沙包和沙线，洗净，放入米酒中浸泡15分钟取出；葱、姜洗净，用刀拍散，切成末；锅置火上，倒入植物油烧热，先下葱末、姜末炒香，下入用米酒腌渍好的虾段，大火炒熟，放入盐、白糖翻炒均匀，调入鸡精，淋入香油，起锅即可。

【主治】肾阳不足引起的阳痿、早泄。

【方五】虫草红枣炖甲鱼

【组成】活甲鱼1只，虫草10克，大枣（红枣）20克，葱段、姜片、蒜瓣、鸡清汤、料酒、盐各适量。

【制法】将甲鱼处理干净切块，然后放到锅里煮沸，捞出后将四肢割开，再把腿油剥掉，然后洗净；将虫草洗干净；大枣用水泡好；将洗净的甲鱼放入汤碗里，然后再把虫草、大枣放到上面，加入葱段、姜片、蒜瓣、料酒、盐及清鸡汤，上笼隔水蒸2小时后取出，把葱、姜挑出去即可。

【方解】甲鱼具有滋阴降火的作用；虫草具有补虚益精的作用；大枣具有补气养血、养心安神的作用。

【主治】肾虚所引起的腰膝酸软、遗精、阳痿等症状。

【方六】鹌鹑烩玉米

【组成】鹌鹑3只，熟猪肉、松
子仁各50克，玉米粒150克，鸡蛋1
个（取蛋清），料酒、盐、味精、
香油、胡椒粉、鸡汤、淀粉、植物
油、香菜叶、水淀粉各适量。

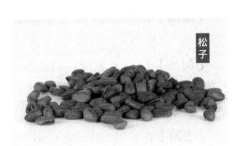

【制法】将鹌鹑去毛去杂，洗
净，切成小块；熟猪肉切成丁，
盛入碗中，加入鸡蛋清、味精、盐及淀粉拌匀；松子仁用水煮熟，捞出沥
干，入五成热的油锅中炸至金黄色捞出；将玉米粒煮至熟透，捞出；用鸡
汤、盐、香油、胡椒粉和水淀粉调成芡汁备用；锅烧热放入植物油，待油
烧至四成热时，下切好的鹌鹑块、猪肉丁，过油后捞出沥干油；锅内留
底油烧热，倒入玉米粒，下入鹌鹑块、猪肉丁翻炒匀，加料酒、盐、调
好的芡汁，烧沸后加入香油、味精调味，起锅装碗，撒上松子仁、香菜叶
即可。

【方解】鹌鹑肉适合营养不良、肾虚乏力、贫血头晕、肾炎浮肿、
高血压、肥胖症、动脉硬化症等患者食用。对阳痿、早泄有较好的食疗
作用。

【方七】山药炖乳鸽

【组成】乳鸽1只，山药50克，料酒、葱段、姜片、盐、味精各适量。

【制法】山药去皮，洗净，切片；乳鸽去毛和内脏，洗净切块；山
药、乳鸽、葱段、姜片下锅，加适量水，大火煮沸倒入料酒，转小火炖至
乳鸽熟烂即可，食时加盐、味精调味，喝汤吃料。

【功用】滋阴补虚。

【主治】阳痿、早泄。

【方八】杞子炒肉丝

【组成】猪肉50克，枸杞子20克，植物油、料酒、葱丝、姜丝、盐各适量。

【制法】枸杞子洗净，沥去水分；猪肉洗净，切丝；油锅烧热，放入葱丝、姜丝、肉丝翻炒至肉丝断生，倒入料酒、盐、枸杞子翻炒片刻即可。

【主治】由肾阴亏虚引起的阳痿早泄。

【方解】枸杞子具有补精气、滋肝肾的功效。

7.4 男性不育

生育年龄的夫妻同居两年以上，没有采取任何避孕措施，女方身体健康，生育功能正常，由于丈夫生育功能障碍，导致女性不能受孕的情况叫作"男性不育症"。引起不育的原因有器质性和功能性两种。和女性不孕症一样，男性的不育症也非常需要妻子的理解和帮助。

肾阳虚损型：婚久不育，性欲低下，阳痿，遗精，茎寒精冷，腰膝酸软，神疲乏力，四肢不温，小便清长，舌淡苔薄，脉象沉弱。宜温补元阳，壮肾生精。

心脾不足型：婚久不育，性欲淡漠，气短懒言，食少便溏，面色无华，心悸怔忡，失眠健忘，舌淡苔薄，脉象细弱。宜补益心脾。

【方一】精神药酒

【组成】枸杞子30克，熟地黄、红参、淫羊藿各15克，沙苑子25克，沉香5克，荔枝核12克，炒远志3克，母丁香6克，白酒1升，冰糖50克。

【制法】枸杞子、熟地黄、红参、淫羊藿、沙苑子、沉香、荔枝核、炒远志、母丁香去杂质、切碎；将切碎的药用白酒、冰糖密封浸泡30日即可服用。

【方二】银耳百合米粥

【组成】大米50克，银耳、百合各适量。

【制法】银耳泡发、洗净；撕成小朵；百合泡发、洗净，大米淘洗干净；将处理好的原料一起放入锅中，加入适量清水，大火煮沸后转小火慢煮40分钟，煮至粥黏稠即可。

【主治】肾阴亏虚的男性不育。

【方解】银耳能强精、补肾；百合具有养阴润肺、清心安身的功效。

【方三】巴戟天苁蓉炖狗鞭

【组成】巴戟天、菟丝子各15克，肉苁蓉、肉桂各10克，狗鞭20克，羊肉100克，葱、姜、料酒、盐、鸡精各适量。

【制法】先将狗鞭温水发透；羊肉洗净切片；葱洗净切段；姜洗净切片；巴戟天、菟丝子、肉苁蓉、肉桂用纱布包好，同狗鞭、羊肉共煮至熟，加葱、姜、料酒、盐再炖10分钟，加鸡精调味即可。

【功用】温补肾阳，兼补肾精。

【方四】双胶骨髓牛鞭

【组成】鹿角胶、鱼鳔胶各30克，枸杞子15克，黑豆、猪骨髓各200克，牛鞭100克，葱、姜、料酒、盐、鸡精各适量。

【制法】先将牛鞭用水泡透，去表皮切段；猪骨髓切段；黑豆温水发胀；葱、姜分别洗净，葱切段，姜切片；将牛鞭段、猪骨髓段、黑豆同放砂锅内，大火炖煮后

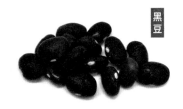

黑豆

改小火煨烂，再将枸杞子、鹿角胶、鱼鳔胶及葱段、姜片、料酒、盐放入锅中，煮10分钟后，加鸡精调味。

【主治】男性因精子数量稀少所致的不育。

【方五】山药炖乳鸽

【组成】乳鸽1只，山药50克，黄酒、葱、姜、盐、味精各适量。

【制法】将山药用清水洗净，去皮，然后切成片状；乳鸽去毛、内脏，并用清水洗净；将山药和处理好的乳鸽一同放入锅中，再加入各种调料，清炖30分钟即可食用。

【功用】滋阴补虚。

【主治】虚劳引起的不育。

【方解】山药能滋肾益精；乳鸽能补肾、益气、养血。

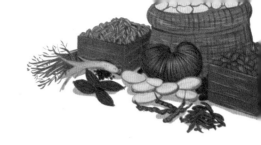

第8章　肿瘤科疾病

8.1 鼻咽癌

鼻咽癌号称"广东癌"，好发于我国南方各省，世界上80%的鼻咽癌发生在我国。鼻咽癌常见的症状为血涕、鼻出血、鼻塞、耳鸣和听力下降、头痛、颈部包块等，中晚期患者可出现颅骨及颅神经侵犯，出现相应症状，远处转移以扁骨转移最多，其次是肺、肝等。

【方一】

【出处】民间流传

【组成】甘遂末、甜瓜蒂各3克，硼砂、飞朱砂各1.5克。

【功用】清热解毒，散结消肿。

【主治】鼻腔乳头状瘤、鼻咽癌。

【方解】方中甘遂苦寒，有毒，可消肿散结，硼砂、朱砂清热解毒，甜瓜蒂祛湿化痰。

【药理】瓜蒂中含葫芦素对人鼻咽癌细胞有毒性作用，硼砂主要成分是四硼酸钠对皮肤黏膜有保护作用，朱砂主要成分为硫化汞，可抑制多种酶的活动，

【用法】共研为细末，吹入鼻内，切勿入口。

【方二】

【出处】河南名医邵梦扬介绍验方1首

【组成】半枝莲60克，败酱草根60克，紫草30克，白花蛇舌草30克，

甘草6克，干蟾皮12克，急性子12克，天龙2条，姜半夏6克，丹参30克。

【功用】清热解毒，活血化瘀。

【主治】鼻咽癌。

【方解】白花蛇舌草、半枝莲具有清热解毒之功效，紫草活血解毒，丹参活血化瘀，半夏消痞散结，燥湿化痰，天龙攻毒散结，诸药相配共凑清热解毒，活血化瘀之功效。

【药理】白花蛇舌草、半枝莲、天龙、蟾皮具有抗肿瘤作用，紫草具有抗炎作用，半夏所含葡萄糖醛酸的衍化物有明显的解毒作用。

【用法】口服，每日1剂，分头道、二道煎服。

【按语】个别患者服药有便溏、恶心、食欲缺乏，应分3次徐徐服之。

【方三】

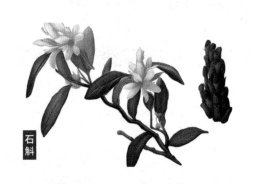

石斛

【出处】广东惠阳市中医院何立耀医师介绍验方

【组成】生地黄10克，石斛、百合、夏枯草、板蓝根各15克，麦冬、天门冬、沙参、杭菊花、连翘各12克，五味子6克。

【功用】清热解毒，养阴益胃。

【主治】鼻咽癌放疗后肺胃阴虚者。症见口干口苦，咽干，牙龈肿痛，便秘，午后潮热，鼻出血等。

【方解】方中生地黄、石斛、沙参、天门冬、麦冬共凑清热凉血，养阴生津之功效，连翘、板蓝根清热解毒，消痈散结，五味子上敛肺气，下滋肾阴。

【药理】麦冬能增强网状内皮系统吞噬能力，升高外周白细胞，提高免疫力，现代药理研究天门冬具有一定的抗肿瘤作用，石斛具有促进胃液分泌，增强代谢的功能。连翘、板蓝根具有广谱抗菌作用，且能抑制血小板聚集，增强免疫力。五味子能增强机体免疫力。

【用法】水煎服，每日1剂。

【方四】

【出处】江苏南通市肿瘤医院万潜光医师验方

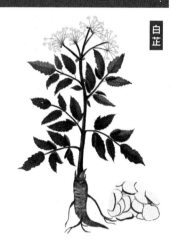
白芷

【组成】生石膏50克，制大黄、川芎、白芷各5克，蝉蜕4克，生地黄、玄参各30克，淡黄芩、牡丹皮、人中黄、金银花各10克。

【功用】清热凉血解毒。

【主治】鼻咽癌放疗后鼻大出血。证属放疗后热毒伤络，血上溢，气火升腾者。

【方解】生石膏清热泻火，生地黄、玄参、牡丹皮清热凉血，制大黄止血解毒，白芷、蝉蜕疏风清热，川芎行气活血。

【药理】石膏能促进吞噬细胞的成熟，并能缩短凝血时间，生地黄能促进血液凝固，大黄具有止血、保肝、降压、抗病毒作用，川芎扩冠增加冠脉血流量，降低外周血管阻力，抑制血小板聚集，白芷具有解热、镇痛、抗炎抗菌、止血等作用，白芷毒素对动物延髓血管运动中枢、呼吸中枢、迷走神经及脊髓均有兴奋作用，玄参具有抗炎、抗菌、调节循环和机体内环境、增强免疫力、降体温、解痉镇痛止血等药理作用，黄芩及其活性成分具有清除自由基、抗氧化、抗炎、抗肿瘤等药理特性，因而对于人体延缓衰老、变态反应性疾病的恶性肿瘤有广泛的应用，金银花具有抑菌、抗病毒、解热、抗炎、保肝、止血、抗氧化、免疫调节等作用。

【用法】水煎服，每日1剂。

8.2 甲状腺癌

甲状腺癌是对发生在甲状腺滤泡上皮、滤泡细胞及甲状腺间质的恶性

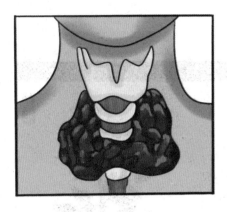

肿瘤的统称。临床表现以颈前区肿块，常累及周围器官出现吞咽困难、呼吸不畅、声音嘶哑等症状为特征。本病较常见，其患病年龄在25～65岁，以青年及老年者多见，女性多于男性。

该病属中医学"石瘿"范畴，早期以实证者居多，病久则耗气伤血，阴精受损，常由实转虚，以阴虚、气虚多见，以致虚中有实、实中有虚之虚实夹杂证。

【方一】消瘿抗癌酒

【出处】《药酒汇编》

【组成】黄药子、海藻、昆布各250克，贝母200克，米酒（自酿）1 000毫升。

【功用】软坚散结、消瘿解毒。

【主治】甲状腺癌、诸恶疮及癌肿等症。

【方解】黄药子清热解毒，凉血止血，消肿散瘿；海藻、昆布能软坚、散结、消痰，适宜头颈部、甲状腺、消化道、肺部以及淋巴系统各种恶性肿瘤之人服用。

【药理】黄药子有抗癌、止血、抑菌、抗病毒等作用和增强免疫作用，尤其对于甲状腺癌疗效显著。海藻的药理活性很强，有抗菌、抗辐射、抗病毒、降血压、降血脂、扩冠状动脉血流量和改善心肌营养等多种作用，并有提升肠道解毒、止血、抗菌、抗癌等作用。昆布与海藻相似，两者都有降血脂、抗肿瘤及抗病原微生物作用。

【用法】将前4味捣碎，入布袋，置瓦坛中，加入米酒，密封，以木热灰火煨酒坛24小时，取出，待冷，即可取用。口服。不拘时，徐徐饮用，常令有酒气相续为妙。

【按语】凡肝炎患者慎用。

【方二】

【出处】《中医偏方大全》

【组成】黄药子200克。

【功用】解毒散结。

【主治】甲状腺癌。

【方解】药子清热解毒，凉血止血，消肿散瘿。

【药理】岩白菜素为黄药子主要有效成分，有抗癌、止血、抑菌、抗病毒，免疫增强作用。

【方三】

【出处】《中医偏方大全》

【组成】蛇皮2克，鸡蛋1枚。

【功用】解毒消肿。

【主治】甲状腺癌。

【方解】鸡蛋养阴清热，蛇皮清热解毒消肿。

【药理】蛇皮含云芝糖肽能抑制人的肺癌、胃癌、淋巴瘤、单核细胞白血病及艾氏腹水癌、P388白血病和Sarcoma-180等肿瘤细胞的增生。

【用法】将蛋打一小孔，装入蛇皮末，封口煮食，每次服1枚，每日2次，连服60日为1个疗程。

【方四】

【出处】《中医偏方大全》

【组成】蛤肉带壳60克，紫菜30克。

【功用】清热解毒，软坚化痰。

【主治】甲状腺癌。

【方解】紫菜化痰软坚，清热，蛤肉滋阴润燥，利水消肿，化痰散结。

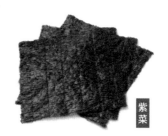
紫菜

【药理】紫菜含紫菜多糖，具有显著的抗

氧化、抗衰老、提高性活力及抑制肿瘤细胞生长，明显增强细胞免疫和体液免疫功能，并可以促进淋巴细胞转化，提高机体的免疫力，蛤肉含有丰富的糖蛋白、多糖和多肽，具有增强机体免疫功能、抗癌和防御病原微生物等作用。

【用法】水煮，吃肉喝汤，每日1剂，连服1月为1个疗程，休息3日，可连用8个疗程。

【方五】

【组成】海螺、海蛤粉各20克，海藻、海螵蛸各15克，昆布、龙胆草、青木香各10克。

【功用】清热解毒，软坚散结。

【主治】甲状腺癌。

【方解】海螺、海蛤粉滋阴润燥，利水消肿，化痰散结，海藻、海螵蛸、昆布能软坚、散结、消痰，龙胆草清热、泻火，青木香行气，解毒，消肿。

【药理】蛤肉含有丰富的糖蛋白、多糖和多肽，具有增强机体免疫功能、抗癌和防御病原微生物等作用，青木香有抗肿瘤、抗感染、解痉镇痛和降压作用，龙胆草有抗炎、杀菌及镇静作用。昆布与海藻相似，两者都有降血脂、抗肿瘤及抗病原微生物作用。

【用法】均研末，蜂蜜适量为丸，每丸6克，一次2丸，每日3次。

8.3 食管癌

食管癌是指下咽部到食管胃结合部之间食管上皮来源的癌。它是最常见的恶性肿瘤之一，是鳞状上皮的恶性肿瘤。食管癌以食管中段最为多见（占57.2%），下段次之（占29.6%），上段最少（占13%）。

食管癌的扩散与转移。①直接扩散：一般是沿黏膜向下层扩散。由于食管无浆膜，肌层如受累，病变容易穿透肌层，延伸至食管内外并可侵犯到邻近器官如肺。临床表现：进行性咽下困难，咽下疼痛，食管反流。②中晚期症状：吞咽困难、梗阻、疼痛、出血、声音嘶哑、体重减轻和厌食。
③终末期症状和并发症：恶病质、脱水、衰竭、纵膈炎、脓肿、肺炎、致死性大出血、黄疸、呼吸困难，昏迷。

该病属中医学"噎膈"范畴。

【方一】

【组成】鲜白花蛇舌草、鲜半枝莲草、鲜冬凌草、蛋黄油、纯枣花蜂蜜。

【功用】祛瘀散结，益气，解郁。

【主治】食管癌。

【方解】白花蛇舌草、鲜半枝莲草、鲜冬凌草清热解毒，散结消肿。蛋黄油润滑、祛腐、生肌。蜂蜜清热、解毒、润燥、止痛。

【药理】白花蛇舌草、鲜半枝莲草具有抗肿瘤活性，冬凌草中有大量的对映-贝壳杉烷类二萜化合物提取物，其中具有显著生理活性的冬凌草甲素、乙素为冬凌草抗肿瘤和杀菌作用的有效成分。蛋黄油有减少疤痕组织生成之功效，可使组织较快愈合，蜂蜜有增强免疫力，抗病毒和抗菌作用。

【用法】先将前三味鲜草阴干，各取500克共为极细末，加入蛋黄油150克，枣花蜂蜜1350克，搅匀做成药丸，每丸重5克。饭前半小时口含化服，或开水化开含服，每日3次。

【方二】

【组成】半枝莲30克，白花蛇舌草30克，刘寄奴30克，金沸草10克，代赭石30克，柴胡10克，香附10克，郁金10克，炒枳壳10克，沙参10克，麦冬10克，元参10克，清半夏10克，丹参10克。

【功用】清热解毒，理气降逆，活血消癥。

【主治】食管癌。

【方解】半枝莲、白花蛇舌草清热解毒，刘寄奴活血化瘀，香附、炒枳壳、郁金活血行气止痛，沙参、麦冬、元参益气养阴生津，丹参活血化瘀，半夏燥湿祛痰，柴胡疏散退热，疏肝解郁，代赭石降逆止呕。

【药理】半枝莲、白花蛇舌草具有抗肿瘤活性，郁金具有增强免疫力和抗炎镇痛作用，丹参具有促进溃疡愈合，防止再复发的作用，沙参含皂苷及香豆素（花椒毒素），对艾氏腹水癌及肉瘤S-45抑制作用最大，还发现沙参有抑制脾脏功能从而抑制体液免疫，调节机体免疫平衡，半夏中中甲醇提取物对肿瘤细胞均有一定的抑制作用，郁金中郁金香苷A、郁金香苷B、郁金香苷C对枯草芽孢杆菌有抑制作用，对金黄色葡萄球菌仍有抗菌作用，其活性成分中含多种氨基酸。刘寄奴有抗缺氧作用。

【用法】水煎服，每日1剂。

【方三】

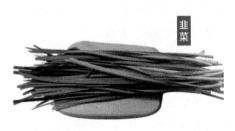

韭菜

【组成】韭菜挤汁20毫升，蒸鸡蛋2枚。

【功用】通胃气，散郁结，除胃气。

【主治】食管癌。

【方解】韭菜有通胃气、散寒邪的作用，可治胃寒气滞、胀闷作痛。韭汁能活血散瘀。

【药理】现代研究表明，韭菜含有挥发油、硫化物、蛋白质、脂肪、糖类、胡萝卜素、维生素、钙、磷、铁等，在肠内有消毒、灭菌的功能。由于其含有较多的纤维素，能增进胃肠蠕动，对便秘患者有益处，对预防肠癌亦有重要作用。此外，它还含有挥发油和含硫化合物，具有促进食欲、杀菌和调节血脂作用。因此，对血脂异常症与冠状动脉硬化亦有好处。

【用法】每日分两次吞服，常服。

【方四】

【组成】柿饼两枚。

【功用】润肺，涩肠，止血。

【主治】食管癌。

【方解】本方以柿饼单味药为主药，润肺，涩肠，止血。

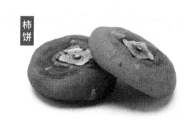

【药理】柿饼上糖霜，是喉痛咽干和口腔炎的特效药。

【用法】细嚼噙化，常服。

【按语】柿饼为柿科植物柿的果实经加工而成。脾胃虚寒，痰湿内盛者不宜食。

8.4 肺癌

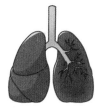

肺癌是一种常见的肺部恶性肿瘤，其死亡率已占癌症死亡率之首。临床表现以咳嗽、咯血、胸痛、发热、胸闷、气短等为特征。"息贲""肺壅""息积""肺积"均是支气管肺癌的中医病名。

【方一】清肺解毒汤

【出处】民间流传

【组成】人参、西洋参、桔梗、天门冬、知母、百合、七塔适量。

【功用】清肺解毒益气养阴。

【主治】肺脾气虚型、肺肾阴虚型、气阴两虚型、气滞血瘀型、热毒炽盛型肺癌。

【方解】人参、西洋参、天门冬、百合益气养阴，桔梗、知母、七塔清肺解毒。

【药理】人参、西洋参补脾益肺，养阴生津。

【用法】人参、西洋参能增强神经活动灵活性，且有抗休克、抗疲劳促进蛋白质RNA、DNA的合成，增强机体免疫力和抗癌等作用。百合含有秋水仙碱，与天门冬一起应用具有抗肿瘤和抑制多种细菌作用。

【方二】肺癌方

【出处】民间流传

【组成】桔梗12克，枇杷叶15克，百合12克，地骨皮12克，麦冬12克，黄芪24克，鱼腥草20克，白术18克，北沙参18克，款冬花12克，蚤休15克，猫爪草18克，百部12克，陈皮6克，野荞麦12克。

【加减】咳嗽气促者，加麻黄9克，旋覆花（包煎）15克，葶苈子10克；咯血者，加仙鹤草18克，蒲黄10克，白茅根15克；有胸积水者，加猪苓15克，车前子18克，苍术20克；高烧者，加黄芩9克，水牛角30克；胸疼痛者，加三七末5克，莪术9克，延胡索10克；气阴不足者，加太子参15克，蛤蚧1对（另煎汤）。

【功用】活血化瘀，化痰散结。

【主治】肺癌。

【方解】方中桔梗、百合、枇杷叶、百部、麦冬、款冬花养阴润肺化痰止咳，陈皮、白术、黄芪理气健脾，猫抓草、蚤休清热解毒。

【药理】款冬花有镇咳作用，桔梗含桔梗皂苷，有抗炎祛痰作用，陈皮能扩张支气管，黄芪增强机体免疫力，猫抓草、蚤休具有抗肿瘤作用，桔梗、百合、枇杷叶、百部、麦冬缓解支气管痉挛。

【用法】水煎服，每日1剂。

【方三】

【组成】鱼腥草、沙参、玉竹各50克，鸭子1只。

【功用】养阴清肺。

【主治】辅助治疗肺癌口干舌燥、尿黄、舌红、脉细数等。

【方解】沙参、玉竹养阴清肺，润燥生津，鱼腥草清热解毒。

【药理】沙参、玉竹有祛痰及抗炎作用，鱼腥草对革兰阴性及阳性菌有抑制作用，增强机体免疫力和白细胞吞噬能力。

【用法】将鸭子洗净去毛、内脏，与前两味药同入锅内，文火煎煮1～2小时，食肉饮汤。

【方四】

【组成】鲜百合、鲜藕、枇杷（去核）各30克，白花蛇舌草50克，淀粉、白糖各适量。

【功用】润肺止咳，清热解毒。

【主治】辅助治疗肺癌阴虚火旺，咯痰稀少，带有血痰，胸痛，低热，舌红苔少，脉细数无力等。

【方解】方中百合、枇杷养阴润肺止咳，藕节收敛止血，白花蛇舌草清热解毒。

【药理】白花蛇舌草具有抗肿瘤作用，藕节缩短凝血时间，百合、枇杷、有祛痰及镇咳作用，百合还有抗肿瘤之功效。

【用法】先将白花蛇舌草加水煎取500毫升汁液，再将鲜藕洗净切片，与鲜百合、枇杷肉一并放入锅内合煮，待熟时放入适量淀粉调匀，服时加少许白糖。

【方五】

【组成】灵芝、百合各25克，南沙参、北沙参各15克。

【功用】补益肺气。

【主治】肺癌患者放化疗前或放化疗期间之用。

【方解】南沙参、北沙参、百合养阴清肺，益气润燥生津，灵芝益气养阴。

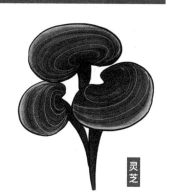

灵芝

【药理】灵芝有抗肿瘤和免疫调节作用，增强免疫功能，消除氧自由基，促进新陈代谢，解惊、镇咳作用；南沙参、北沙参、百合有祛痰及镇咳作用，百合还有抗肿瘤之功效。

【用法】水煎，每日1剂，两次分服。

8.5 肝癌

原发性肝癌（简称肝癌）是由肝细胞或肝内胆管上皮细胞发生的恶性肿瘤。全世界每年新发现恶性肿瘤患者约635万例，其中肝癌占26万例（占恶性肿瘤的4%），而且世界各地肝癌发病率有上升趋势。肝癌有原发性和继发性之分，具有起病隐匿、潜伏期长、高度恶性、进展快、侵袭性强、易转移、预后差等特点。其发病率有逐年上升趋势。因此早发现，早诊断，早治疗是减轻肝癌患者痛苦的一大帮助。临床表现以肝痛的主要临床表现是：肝区痛、纳差腹胀、上腹部有肿块、黄疸、腹水肿胀，以及脾肿大等。

【方一】

【组成】八月札、石燕、马鞭草各30克。

【功用】疏肝理气，活血解毒。

【主治】肝痛。

【方解】八月札苦，平。归肝、胃经，功能疏肝理气，散结。石燕、马鞭草清热解毒，活血散瘀，利水消肿。

【药理】八月札含木通皂苷，有抗肿瘤作用，马鞭草含熊果酸有抗肿瘤作用，石燕主要为碳酸钙，尚含少量磷酸及二氧化硅。

【用法】每日1剂，水煎服。

【方二】

【组成】木鳖子去壳3克，独头蒜、雄黄各1.5克。

【功用】散血清热，除痛消痞。

【主治】肝癌疼痛。

【方解】木鳖子苦、微甘、温，有毒功能清热解毒，消肿散结，配合大蒜、雄黄加强清热解毒之功效。

【药理】大蒜主要成分是大蒜素，对多种细菌有明显抑菌剂杀菌作用，此外还能抗肿瘤，增强机体免疫力。木鳖子毒性较大，含木鳖子皂苷，能使血压暂下降，呼吸短暂兴奋，心搏加快，注射于狗股动脉可暂时增加下肢血流量，其作用强度约为罂粟碱的1/3，且有抗癌作用；雄黄对多种细菌有明显抑制作用。

【用法】杵为膏，入醋少许，蜡纸贴患处。

【方三】

【组成】半枝莲、半边莲各30克，玉簪根9克，薏苡仁30克。

【功用】清热解毒，化湿消肿。

【主治】肝癌。

【方解】半边莲清热解毒、利水消肿；半枝莲清热、解毒、散瘀、止血、定痛；薏苡仁清热利湿。

【药理】半边莲含生物碱、黄铜苷、氨基酸，对多种细菌有抑制杀灭作用，还有利胆止血等作用；半枝莲全草含生物碱、黄酮苷、酚类、甾体有抗肿瘤作用。薏苡仁主要成分为薏苡仁油，有抗肿瘤作用。

【用法】每日1剂，水煎服。

8.6 胃癌

胃癌是指发生在胃上皮组织的恶性肿瘤。临床早期70%以上毫无症状，中晚期出现上腹部疼痛、消化道出血、穿孔、幽门梗阻、消瘦、乏力、代谢障碍以及癌肿扩散转移而引起的相应症状，任何年龄均可发生，以50～60岁居多，男女发病率之比为3.2～3.6:1。

胃癌具有起病隐匿，早期常因无明显症状而漏诊，易转移与复发，预后差等特点。

我国胃癌发病率高，其死亡率又占各种恶性肿瘤之首位，因此胃癌是一个严重危害我国人民健康的常见病，应引起重视。

胃癌属于中医学的伏梁、积聚、胃脘痛、噎塞及胃反等范畴。

【方一】

【组成】菱粉30克，粳米50克。

【功用】益肠胃，解内热，防癌肿。

【主治】用于年老体虚，慢性泄泻，胃肠道癌者食用。

【方解】粳米有补脾胃、养五脏、壮气力的良好功效。而菱粉则可以益气养阴，健脾化湿。

【药理】粳米中的蛋白质虽然只占7%，但因吃量很大，所以仍然是蛋白质的重要来源。粳米所含人体必需氨基酸也比较全面，还含有脂肪、钙、磷、铁及B族维生素等多种营养成分。菱粉含丰富的淀粉、葡萄糖、蛋白质。药理研究发现种子的醇浸水液有抗癌作用。

【用法】粳米淘洗干净，如常法煮粥，待米熟时，调入菱粉，用小火烧至粥成，每日两次。

【方二】

【出处】本方为湖北中医学院方

【组成】白花蛇舌草120克，煨莪术、煨三棱、赤芍各9克，代赭石粉、海藻、昆布、制鳖甲各15克，旋覆花9克（包煎），夏枯草60克，白茅根30克，蜂蜜60克。

【功用】清热解毒，化瘀散结。

【主治】适用于胃癌。

【方解】白花蛇舌草可以清热解毒，利湿通淋。三棱、莪术都有破血行气，消积止痛的功效。夏枯草可以清肝火，散郁结。白茅根可以凉血止血，清热利尿。

【药理】方中主药白花蛇舌草含齐墩果酸、对位香豆素、黄酮苷以及白花蛇舌草素等，有抗肿瘤的作用。莪术含挥发油，其中主要为莪术酮、莪术烯、姜黄素等。近年来又从挥发油中分离出抗癌有效成分莪术醇、莪术双酮，有抗癌作用，除直接作用外，还可使宿主特异性免疫功能增强而获得明显的免疫保护效应。

【用法】每日1剂，水煎服。

【方三】

【出处】上海中医学院曙光医院方

【组成】焦楂曲、焦麦芽各9克，煅瓦楞子30克，制鸡内金6克，川楝子9克，延胡索15克，陈皮、广木香、生枳实各9克，丹参15克，桃仁12克，生牡蛎30克，夏枯草15克，海带、海藻各12克。

【功用】消食健脾，理气散结。

【主治】适用于胃癌。

【方解】川楝子行气止痛，散寒调中。延胡索可以活血、行气、止痛。生枳实可以破气除痞、化痰消积。丹参可以活血调经、凉血消痈，安神。

【药理】枳实能缓解乙酰胆碱或氯化钡所致的小肠痉挛。对有胃瘘、肠瘘的犬灌服枳实或枳壳煎剂对己孕未孕小白鼠子宫有抑制作用，对已孕、未孕家兔离体、在位子宫均呈兴奋作用。丹参可以扩张冠脉，增加冠脉流量、改善心缺血、梗死和心脏功能，调整心律，并能扩张外周血管，改善微循环；有抗凝、促进纤溶，抑制血小板聚集，抑制血栓形成的作用。

【用法】每日1剂，水煎服。

【方四】

【出处】《中医杂志》

【组成】生党参15克，茯苓12克，生黄芪15克，炒白术10克，生白芍12克，炒当归、广郁金各10克，醋青皮9克，炒莪术、三棱各10克，绿萼梅6克，谷芽10克。

【功用】益气养血，化瘀散结。

【主治】对胃癌治疗有疗效。

【方解】方中白术可以补气健脾，燥湿利水，止汗，安胎。当归可以补血，活血，调经，止痛，润肠。郁金可以活血行气止痛，解郁清心，利胆退黄，凉血。

【药理】当归含有挥发油，油中主要成分为藁本内酯、当归酮、香荆芥酚等。当归挥发油和阿魏酸能抑制子宫平滑肌收缩，而其水溶性或醇溶性非挥发性物质，则能使子宫平滑肌兴奋。当归对子宫的作用取决于子宫的功能状态而呈双相调节作用。当归对实验性高脂血症有降低血脂作用。郁金含挥发油、姜黄素、淀粉、脂肪油等。郁金有减轻高脂血症的作用，并能明显防止家兔主动脉、冠状动脉及其分支内膜斑块的形成。

【用法】水煎服，每日1剂。

【方五】

【组成】龙葵、白英、白花蛇舌草各30克，石见穿、干蟾皮、枸杞叶各15克，半枝莲、猕猴桃根各30克。

【功用】清热解毒、抗癌消结之功。

【主治】适用于胃热炽盛之胃癌。

【方解】方中龙葵败毒抗癌，可用于癌瘤积毒。白英可以清热解毒，祛风利湿，化瘀。石见穿可以败毒抗癌、消炎退肿。

【药理】龙葵体外实验具抗癌活性，对癌瘤细胞有抑制作用。当代药理实验和临床应用的结果表明，枸杞叶代茶常饮，能显著提高和改善老人、体弱多病者和肿瘤患者的免疫功能和生理功能，具有强壮肌体和延缓衰老的作用。对癌症患者配合化疗，有减轻毒副作用，防止白细胞减少，调节免疫功能等疗效。

【用法】水煎服，每日1剂。

8.7 肠癌

大肠癌为结肠癌和直肠癌的总称，是常见的恶性肿瘤之一，其发病率仅次于胃癌和食管癌。起病较缓慢，早期症状主要是大便习惯改变，大便次数增多、腹泻或大便不畅，或腹泻便秘交替，粪便变细，大便中带有黏液和血液或便血。随病情发展，便时可伴有腹痛，直肠癌患者常有里急后重、肛门坠痛，同时消瘦、贫血等症状，呈进行性加重。晚期因癌肿转移至不同部位而出现肝肿大、黄疸、腹块、腹水、肠梗阻、骶尾部持续性疼痛、排尿不畅或疼痛等症状。

现代医学认为本病的病因尚不明确，可能与大肠慢性炎症（主要是溃疡性结肠炎、日本血吸虫病）、大肠的息肉和腺瘤有关。近年资料表明，食物中致癌物质如长期摄食高脂肪、高蛋白、低纤维食物较易产生大肠癌。

本病在中医临床中属于"脏毒""肠覃""锁肛痔""症瘕""下痢"等范畴。中医学认为忧思抑郁，脾胃失和，湿浊内生，郁而化热；或饮食不节，误食不洁之品，损伤脾胃，酿生湿热，均可导致湿热下注，浸淫肠道，肠道气血运行不畅，日久蕴蒸化为热毒，血肉腐败故见腹痛腹泻，便中夹有黏液脓血或为便血，湿、毒、痰、瘀凝结成块，肿块日益增大，肠道狭窄，出现排便困难，病情迁延，脾胃虚弱，生化乏源，气血亏虚，或由脾及肾，还可出现脾肾阳虚，虚实夹杂，甚至阴阳离决等变化。

【方一】

【组成】黄芪30克，黄精、枸杞子、鸡血藤、槐花、败酱草、马齿苋、仙鹤草、白英各15克。

【功用】益气养阴，活血解毒。

【加减】脾肾两虚型者，加党参15克，白术、菟丝子、女贞子各10克；脾胃不和者，加党参15克，白术、陈皮、茯苓、半夏各10克；心脾两虚者，加党参、枣仁各15克，茯苓、当归各10克。

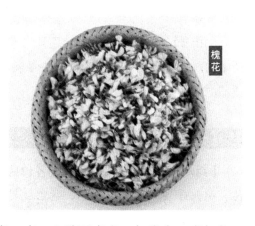

槐花

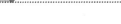

【主治】大肠癌。

【方解】黄芪、黄精、枸杞子益气养阴，马齿苋、仙鹤草、白英清热解毒，鸡血藤活血，槐花、败酱草为治大肠病的常用之药，能止血消瘀。

【药理】槐花能减少毛细血管的通透性及脆性，缩短出血时间，增强毛细血管的抵抗力。败酱草对金黄色葡萄球菌、痢疾志贺菌、伤寒沙门菌、铜绿假单胞菌、大肠埃希菌有抑制作用，并有抗病毒作用。

【用法】将上药水煎后，分2～3次内服，每日1剂。本方亦可随症加减。

【方二】

【组成】生大黄（后下）、玄明粉、枳实、厚朴各9克，白花蛇舌草、蒲公英各30克，金银花、玄参各9克。

【功用】清热解毒，活血祛瘀。

【主治】用于大肠癌患者术前准备。

【方解】白花蛇舌草、蒲公英、金银花、玄参清热解毒，枳实、厚朴行气除满，生大黄、玄明粉泻下逐瘀。

【药理】白花蛇舌草具有明显抗肿瘤作用，还有刺激网状内皮系统增生，增强网状细胞、白细胞的吞噬能力，从而达到抗炎抗菌的作用；有广谱抗菌作用。

【用法】将上药浓煎成200毫升。术前3日起每日下午服用本方头煎，至术前晚上再用原方二煎做一次性灌肠。均不再予泻药和抗生素，不再做清洁灌肠。

【方三】

【组成】八角金盘、生山楂各12克，石见穿、山慈菇、预知子、黄芪、鸡血藤各30克，败酱草、党参、丹参15克，大黄6克，枳壳10克。便血者，加槐花炭，侧柏炭；里急后重者，加川连、木香、赤芍；大便不通者，加瓜蒌仁、皂角子等。

【功用】清热益气养阴，行气活血解毒。

【主治】晚期直肠癌。

【方解】八角金盘、山慈菇、预知子清热解毒，尤能清大肠之热；黄芪、党参补气；鸡血藤、败酱草、丹参、大黄活血逐瘀。

【药理】八角金盘、山慈菇、预知子都有抗肿瘤作用。

【用法】将上药水煎服，每日1剂。同时配合外治法：取蟾酥、雄黄各20克，白及粉15克，研细末，加颠茄浸膏5克，甘油75克并调成糊状物；取甘油明胶65克置水浴上加热，溶后加入上述糊状物，搅拌均匀后，倾入已涂过润滑剂的鱼雷形栓模内，冷凝取蜡纸包裹备用。患者俯卧，取栓剂1颗轻轻塞入肛内约10厘米，俯卧30分钟，2次／日。均以30日为1个疗程。

【方四】

【组成】蛇床子、苦参各30克，薄荷10克，雄黄10克，芒硝10克，大黄10克。

【功用】清热燥湿，解毒杀虫。

【主治】肛管直肠癌。

【方解】蛇床子、苦参、雄黄燥湿解毒杀虫；芒硝、大黄写下通便；薄荷清凉解毒。

【药理】苦参醇提取物对阴道滴虫、阿米巴原虫有杀死作用，煎剂对结核分枝杆菌、痢疾志贺菌、金黄色葡萄球菌、大肠埃希菌均有抑制作用，对多种皮肤真菌也有抑制作用。蛇床子有杀灭阴道滴虫的作用，对絮状表皮癣菌等有抑制作用，对流感病毒有明显抑制作用，对新城病毒有一定抑制功能。

【用法】先将蛇床子，苦参加水1000毫升，煮沸后加入大黄，熬2分钟，再将雄黄、芒硝放入盆中，将药液倒入盆内搅拌，乘热熏肛门处，待水变温则坐浴，每晚1次，3个月为1个疗程。同时配合灌肠，鸦胆子15粒，白及15克，苦参、白头翁、徐长卿、乳香、没药各30克，加水1000毫升，熬至300～500毫升，凉温后用空针抽取，由远端造瘘口推入，隔日1次，3个月为1个疗程。

8.8 膀胱癌

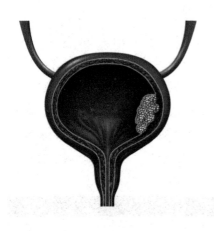

膀胱肿瘤是泌尿系中最常见的恶性肿瘤，男女比例约为3:1。临床表现以血尿、尿频、尿急、排尿困难甚至尿潴留，或伴腰痛、贫血、发热等症状为特征。发病年龄高峰为70岁。

该病属中医学"尿血""癃闭""淋病"等范畴，基本病机为本虚标实，虚为肾阳虚多见，后期可见肺肾两亏，实以湿热瘀毒为主，但常有侧重。

【方一】

【组成】地榆炭100克，食醋500毫升。

【功用】凉血止血，解毒敛疮。

【主治】膀胱癌。

【方解】地榆炭：性寒味苦而酸，有凉血泄热、收敛止血之功。

【药理】地榆炭可缩短出血凝血时间，并能收缩血管，故有止血的作用；体外抑菌实验对金黄色葡萄球菌、铜绿假单胞菌、痢疾志贺菌、伤寒沙门菌、副伤寒沙门菌、人型结核分枝杆菌以及某些致病真菌均有作用。

【用法】将上药煎至300毫升，每日1剂，分次服完，每次服量不限，经过滤及高压灭菌后也可以做膀胱灌注用，每次20～30毫升。

【方二】龙蛇羊泉汤

【出处】《肿瘤良方大全》

【组成】龙葵30克，白英30克，蛇莓15克，海金沙9克，土茯苓30克，灯心草9克，威灵仙9克，白花蛇舌草30克。

【主治】膀胱癌血尿，尿恶臭或尿中有腐肉，排尿困难，小腹疼痛等湿热毒蕴结之证。

【方解】龙葵：性寒，味苦、微甘；有小毒；具有清热解毒、利尿的功效。白英：苦、微寒，入肝、胃经，具有清热解毒、利尿、祛风湿的功效。蛇霉：清热解毒、活血散疢、收敛止血作用，又能治毒蛇咬伤，敷治疔疮。海金

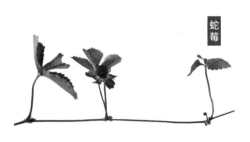

沙：甘、寒，归膀胱、小肠经，甘淡利尿，寒能清热，其性下降，能除膀胱、小肠二经血分湿热，尤善止尿道疼痛，功专利尿通淋止痛，为治淋证尿道作痛之要药。土茯苓：清热解毒，利湿通络。灯心草：味甘、寒，无毒，入心、小肠、膀胱经，通阴窍，利小便，此物用之以引经，并非佐使之药也。威灵仙：辛、咸、温，归膀胱经，有祛风湿、通经络的作用。白花蛇舌草：微苦、甘、寒，归大肠、小肠经，具有清热解毒、利湿通淋的作用。

【药理】龙葵：总碱对动物肿瘤的抑制率极强，龙葵叶提取物对小鼠（S180）腹水型有一定抑制作用，对小鼠子宫颈瘤（U14）、小鼠肉瘤（S180）、艾氏腹水癌（Ec）转实体型均有抑制作用。白英：对金黄色葡萄球菌有抗菌作用。蛇莓：对金黄色葡萄球菌、铜绿假单胞菌有护菌作用。海金沙：对金黄色葡萄球菌，铜绿假单胞菌，福氏痢疾杆菌，伤寒沙门菌等均有抑制作用。土茯苓：清热除湿，更长于解毒。徐长卿有镇痛作用。灯心草：有抗氧化及抗微生物等药理作用。威灵仙：含有白头翁素和白头翁醇，具有镇痛抗利尿的作用。白花蛇舌草：有抗菌消炎作用，能刺激网状内皮系统增生和增强吞噬细胞活力。

【用法】水煎服，每日1剂。

【方三】三蛇解毒汤

【组成】白花蛇舌草30克，龙葵30克，白英30克，土茯苓30克，蛇莓30克，蛇六谷30克，土大黄30克。

【功用】功能清热解毒，消瘀散结。

【主治】膀胱癌。

【方解】白花蛇舌草：微苦、甘、寒，归大肠、小肠经，具有清热解毒、利湿通淋的作用。龙葵：性寒，味苦、微甘；有小毒；具有清热解毒，利尿的功效。白英：苦，微寒；入肝、胃经；具有清热解毒，利尿，祛风湿的功效。土茯苓：清热解毒，利湿通络。蛇莓：辛、甘、温；有毒，能清热解毒、活血散瘀、收敛止血，具有败毒抗癌、消肿散结的作用。土大黄：酸微涩，平，无毒；具有清热，去风，散瘀，消肿的作用。

【药理】白花蛇舌草：有抗菌消炎作用，能刺激网状内皮系统增生和增强吞噬细胞活力。龙葵：总碱对动物肿瘤的抑制率极强，龙葵叶提取物对小鼠（S180）腹水型有一定抑制作用，对小鼠子宫颈瘤（U14）、小鼠肉瘤（S180）、艾氏腹水癌（Ec）转实体型均有抑制作用。白英：对金黄色葡萄球菌有抗菌作用。土茯苓：清热除湿，更长于解毒，徐长卿有镇痛作用。蛇莓：对金黄色葡萄球菌、铜绿假单胞菌有抗菌作用。蛇六谷：主要成分甘露聚糖能有效地干扰癌细胞的代谢功能。土大黄：能使毛细血管收缩，通透性降低。它也能增加机体免疫作用，抗炎效应，抗氧化作用。

【方四】

【组成】生薏苡仁30克，赤小豆20克，煮粥晨服。常服。

【功用】清热解毒，利水排脓。

【主治】膀胱癌。

【方解】生薏苡仁：健脾利湿、清热排脓，用于肺痈胸痛。赤小豆：性平，味甘、酸，有利水消种，解毒排脓的作用，用于水肿胀满、脚气浮肿、黄疸尿赤、风湿热痹、痈肿疮毒、肠痈腹痛。

【药理】生薏苡仁：有影响多种生长因子的表达和促使细胞凋亡的作用。赤小豆：本品含有蛋白质、脂肪、碳水化合物、粗纤维和核黄素物质。

【用法】水煎服，每日1剂。

【方五】

【组成】香蕉、大枣适量常服。

【功用】大枣味甘性温、脾胃经，有补中益气，养血安神。

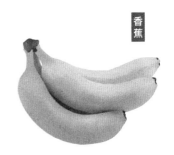
香蕉

【主治】膀胱癌。

【方解】香蕉：性寒味甘，清热，润肠，解毒。大枣：既可益气又安神。

【药理】香蕉：含较多的维生素A、维生素B、维生素C、维生素E等，药理实验发现，成熟香蕉肉有抑制真菌和细菌的作用。大枣：有保护肝脏、降低血脂等作用。

【用法】代茶饮。

【方六】二豆苡仁羹

【组成】赤小豆50克，绿豆50克，薏苡仁30克，红糖20克。

【功用】清热利湿，健脾抗癌。

【主治】湿热下注型膀胱癌。

【方解】赤小豆：性平，味甘、酸，有利水消肿，解毒排脓的作用，用于水肿胀满、脚气浮肿、黄疸尿赤、风湿热痹、痈肿疮毒、肠痈腹痛。

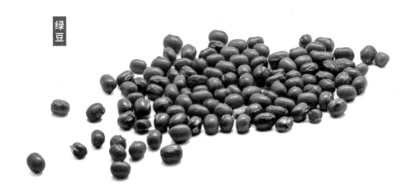
绿豆

绿豆：清热解毒，消暑，利水。薏苡仁：健脾利湿、清热排脓；用于肺痈胸痛。

【药理】赤小豆：本品含有蛋白质、脂肪、碳水化合物、粗纤维和核黄素物质。绿豆：具有抗菌抑菌作用，绿豆所含的单宁能凝固微生物原生质，可产生抗菌活性。绿豆中的黄酮类化合物、植物甾醇等生物活性物质可能也有一定程度的抑菌抗病毒作用。薏苡仁：有影响多种生长因子的表达和促使细胞凋亡的作用。

【用法】将赤小豆、绿豆、薏苡仁分别拣杂，洗净，一同放入砂锅，加水浸泡1小时，待其胀发，视需要可再加清水适量，大火煮沸，改用小火煨煮至二豆、薏苡仁熟烂如酥，呈花絮稠糊状，调入红糖，待其完全溶化，拌匀即成。早晚两次分服。

8.9 乳腺癌

乳腺癌是危害妇女健康的主要恶性肿瘤，全世界每年新增一百多万妇女罹患乳腺癌。男性也可患乳腺癌，但男性患乳腺癌的概率比女性要小100倍。乳腺癌的好发部位以乳房外上占多数。早期乳腺癌可无任何自觉症状，病变晚期可出现乳腺肿块，肿块部位以外上方多见，质地硬韧，边界不甚清晰，无包膜感，推之移动性小，多数无明显疼痛，乳头出现回缩、偏位，离乳头2～3厘米处乳头溢流黄水或血水，癌性湿疹样改变。

乳腺癌在中医病学中称之为"乳岩"。其病因主要为正气不足，外邪乘虚侵袭，或因七情内伤，肝气郁结，痰凝血淤，结于乳房而成。

【方一】

【出处】苏州民间方。

【组成】童子鲫鱼1条。

【功用】健脾生肌。

【主治】乳腺癌。

【方解】鲫鱼入脾、胃、大肠经，有益气健脾、利水消肿、清热解毒、通络下乳等功能。

【用法】童子鲫鱼1条，加酒酿捣烂，外敷于乳腺肿瘤处，每日一换。

【方二】

【出处】北京中医医院郁仁存。

【组成】川郁金、玫瑰花、橘叶、赤芍、白芍各10克，青皮、陈皮各3克，当归15克，瓜蒌30克。

【功用】疏肝理气，消肿散结。

【主治】乳腺癌初期或术后化疗。

【方解】川郁金行气解郁、凉血破瘀；青皮疏肝理气，且有散结之功；陈皮理气健脾，燥湿祛痰；当归补血活血；赤芍行瘀、止痛、凉血、消肿；白芍养血柔肝、缓中止痛；瓜蒌清热散结。

【药理】郁金有镇痛抗炎及抗肿瘤的作用，白芍具有免疫调节及抑制细菌的作用，还有镇静、镇痛、扩血管等作用。当归有抑制平滑肌，抗血小板聚集，抗炎作用，增强机体免疫功能、脑缺血损伤的保护，抗肿瘤，使细胞增殖，保护肝脏和肾脏等作用。瓜蒌有祛痰和抑制细菌作用。

【用法】水煎服，每日1剂。

【方三】

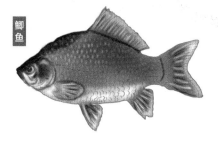

鲫鱼

【出处】《医宗金鉴》

【组成】鲜活鲫鱼肉、鲜山药各等份，麝香。

【功用】益气健脾，活血散结。

【主治】膀胱癌。

【方解】鲫鱼入脾、胃、大肠经，能健脾利湿，且能益脾生肌。麝香辛、温，归心、脾经，能活血散结、止痛。山药益气健脾，可治治乳癖结块及诸痛日久。

【药理】麝香含麝香酮、雄素酮、无机盐等。对中枢神经系统有兴奋作用，能缩短戊巴比妥钠引起的睡眠时间，兴奋呼吸，加速心搏，升高血压。对子宫有兴奋作用，对晚期妊娠子宫兴奋作用更明显。对金黄色葡萄球菌、大肠埃希菌有抑制作用。山药调节免疫力，还有抗肿瘤作用。

【用法】鲜活鲫鱼肉、鲜山药各等份，共捣如泥，加麝香少许，外涂核上，7日一换。

【方四】

【出处】《汉方诊疗医典》

【组成】当归5克，芍药3克，紫草3克，大黄1.5克，忍冬藤1.5克，升麻2克，黄芪2克，牡蛎4克，甘草1克。

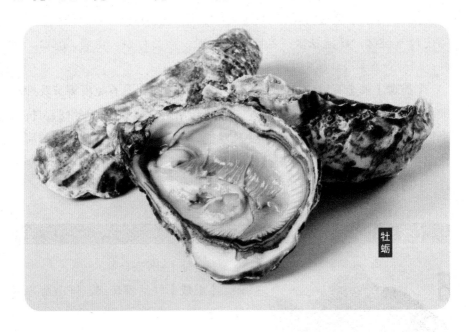

牡蛎

【功用】清热解毒，软坚散结。

【主治】乳腺癌。

【方解】紫草可退血热毒及疔疮；忍冬藤、升麻散热解毒；黄芪生血生肌及排脓；当归、芍药对于治疗顽固性疲劳有恢复作用，达到补血强壮作用；大黄清热解毒活血祛瘀；牡蛎软坚散结。

【药理】当归有抑制平滑肌，抗血小板聚集，抗炎作用，增强机体免疫功能，脑缺血损伤的保护，抗肿瘤，使细胞增殖，保护肝脏和肾脏等作用；芍药具有扩张血管、镇痛、抗惊厥作用，可调节免疫力，还有杀菌的作用；大黄有抗感染及杀菌作用，还能促进体内毒素排出，增强免疫功能。黄芪有抗菌及抑制病毒作用，促进机体代谢，增强机体耐缺氧及应激能力和增强免疫功能；紫草有抗炎及杀菌作用，对绒毛膜上皮癌及恶性葡萄胎有一定的疗效；升麻有解热镇痛，抗炎作用；牡蛎有抗酸及消炎镇痛作用。

【用法】水煎服，每日1剂。

8.10 宫颈癌

宫颈癌是指发生在子宫阴道部及宫颈管的恶性肿瘤。宫颈癌的转移，可向邻近组织和器官直接蔓延，向下至阴道穹窿及阴道壁，向上可侵犯子宫体，向两侧可侵犯盆腔组织，向前可侵犯膀胱，向后可侵犯直肠。宫颈癌是最常见的妇科恶性肿瘤，占女性生殖系统恶性肿瘤的半数以上，其死亡率为妇女恶性肿瘤的首位。原位癌及早期浸润癌常无任何症状，多在普查中发现。子宫颈癌的主要症状是阴道流血、阴道分泌物增多和疼痛等。其表现的形式和程度与子宫颈癌病变的早晚及病理类型有一定的关系。

宫颈癌是来自宫颈上皮的恶性肿瘤，是常见的女性恶性肿瘤。临床表现以阴道流血、白带增多、稀薄如水样或米汤样，混有血液、有腥臭味等为特征。晚期病灶波及盆腔结缔组织、骨盆壁、压迫输尿管或直肠、坐骨神经时，常有尿频、尿急、肛门坠胀、大便秘结、里急后重、下肢肿痛等症状。

该病属中医学"五色带下""崩漏"等病范畴。局部临床表现如出血、带下等为标，肝肾亏虚，冲任失调为本。

【方一】

【组成】 花椒30克，大枣30克。

【功用】 解毒散寒。

【主治】 宫颈癌。

【方解】 花椒功能温中散寒，杀虫解毒。

【药理】 花椒有明显的抗菌、杀虫、燥湿止痒作用，可抑制和杀灭多种致病菌，通过毛细血管降低组织通透性间液，减低炎症反应以及显著提高动物的致痒阈，还有镇痛抗炎和局部麻醉作用。

【用法】 水煎常服。

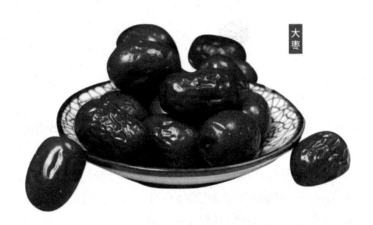

大枣

【方二】

【组成】 泽漆100克，煮鸡蛋3个。

【主治】 宫颈癌。

【方解】 泽漆性微寒，味苦，有毒，祛痰，拔毒止痒之功。

【药理】 泽漆有镇咳、祛痰、平喘作用、抗菌作用。

【用法】 煮熟后吃蛋喝汤。

【方三】

【组成】皂角树菌120克，猪油250克。

【主治】宫颈癌。

【用法】共炖7小时。只吃猪油汤，分5次服完，每5日炖服1次，共服20日。

【方四】

【出处】《抗癌本草》

【组成】人参、生鳖甲各18克，花椒9克。

【功用】滋阴益气，散结消肿。

【主治】宫颈癌。

【方解】人参性味甘、微苦，具有大补元气、补脾益肺功效，适用于癌症后期元气虚者。历代本草无不充分肯定，人参有补虚、抗衰老和延年益寿的作用。配伍生鳖甲养阴清热，软坚散结可以起到对肿瘤的消和散的作用，使肿瘤缩小。且人参得生鳖甲，补气而不滞气，生鳖甲得人参破结消肿之力更强。花椒具有温中散寒，除湿，止痛作用。三者合奏滋阴益气，散结消肿作用。

【药理】人参包含有人参皂苷、糖类、蛋白质、低分子肽、多胺、氨基酸、有机酸、维生素、脂肪酸、果胶、β-谷甾醇等。人参蛋白合成促进因子能促进机体各器官组织的RNA和蛋白质的合成，提高RNA多聚酶活性，提高血清蛋白合成率，增高白蛋白及γ-球蛋白含量，刺激了RNA和蛋白质的合成，同时也促进DNA的合成。RNA、DNA和蛋白质的生物合成是机体和生命活动的重要生化过程，人参对其合成的促进作用具有重要的意义。人参皂苷能促进动物生长、体重增加，可能与促进蛋白质和RNA合成作用有关。人参还能刺激胆固醇和脂质的合成，同时又能加速胆固醇随胆汁经肠道排出体外，组织学发现能减轻肝脏脂肪浸润程度。花椒的药理作用有止痛抗炎，局部麻醉、降血压、助消化；可内服、可外用；花椒中提取的芳油，可分离出20种化合物：茵芋碱、青椒碱、香柑内脂等成分有散瘀活络、祛风解毒之功效。芳香精油中主要含有烯类，如柠檬烯、蒎烯、松油烯、月桂烯、桧烯、罗勒烯、侧柏烯等；醇类，如芳樟醇、松油醇和沉香醇等；酮类，如胡椒酮和薄荷酮等；另外还有醛类、环氧化合物（如1，8-桉树脑）、酯类和芳烃等。药理研究证实，生鳖甲具有抗癌活性，能抑制人体肝癌、胃癌细胞呼吸。

【用法】共为细粉，分为6包，每服1包，开水送下，每晚1次。

8.11 卵巢癌

卵巢癌是发生在卵巢组织的恶性肿瘤，早期多无自觉症状，晚期可有腹痛、腹胀、腹部肿块及腹水、月经失调或闭经等临床表现。由于卵巢的胚胎发育，组织解剖及内分泌功能较复杂，它所患的肿瘤可能是良性或恶性。

该病属中医学"癥瘕""积聚"等范畴，本病以虚为本，以实为标，脏腑阴阳气血失调、正气虚损是致病基础，痰、湿、气、血瘀滞于冲任，久之导致该病。

【方一】麝香

【出处】《陕西中医》

【组成】麝香适量。

【功用】活血散结，消肿止痛。

【主治】卵巢癌。

【方解】麝香辛香行散，具有清热解毒，活血散结之功。

【药理】麝香主要含麝香酮，尚含5β-雄甾酮、胆甾醇类化合物、多肽物质，有兴奋中枢神经、刺激心血管、促进雄性激素分泌和抗炎症等作用，还有明显的抗肿瘤作用。

【用法】在局部麻醉下，切开双侧足三里穴位皮肤至皮下，每次每穴内皮下埋麝香0.1～0.3克，严密包扎伤口。以后每15日，在足三里、三阴交、关元穴交替埋麝香1次。12次后改为每日注射1%麝香注射液2毫升，15

日1个疗程，休息15日再继续注射。以后每隔3月做1次埋藏麝香治疗。

【按语】麝香应先高温消毒再行埋藏。

【方二】

【出处】《肿瘤病手册》

【组成】菝葜、半枝莲、虎杖、白花蛇舌草各30克。

【功用】清热解毒。

【主治】缓解卵巢癌刺激症状，使瘤体缩小。

【方解】半枝莲、白花蛇舌草具有清热解毒，散瘀，止血之功效，菝葜解毒消肿，以利湿祛痰、化痰软坚、削减肿块，虎杖清热解毒，活血祛瘀。

【药理】半枝莲对动物实验性肿瘤、肉瘤S180、艾氏腹水癌、宫颈癌、脑瘤等均有一定抑制作用，白花蛇舌草具有抗肿瘤活性，虎杖有良好的抑菌作用，对金黄色葡萄球菌等有明显的抑菌作用。

【用法】水煎服，每日1剂。

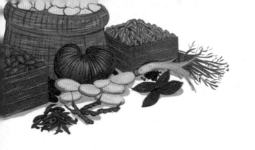

第9章 常见病的治疗方法

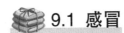

9.1 感冒

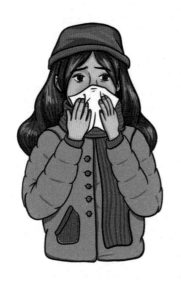

感冒一般称为"伤风"或"冒风"，是由病毒引起的常见的呼吸道传染病。中医认为，本病系感受六淫之邪，机体卫外功能减弱，邪犯肺卫，卫表不和而致病。

本病的潜伏期约一日，起病较急，开始病变局限于鼻咽部，以后可向下展，影响到喉部、气管、支气管。其临床表现主要为鼻塞、流涕、喷嚏、咳嗽、咽部不适、头痛、恶寒、发热、全身不适等。

由于感受的外邪不同，以及体质强弱的差异，感冒又有风寒、风热、暑湿，以及气虚、血虚、阴虚、阳虚外感等不同证候，临证时应详加区别。

对本病的治疗，应根据外邪的不同性质，以驱除外邪为主。风寒感冒宜辛温解表；风热感冒宜辛凉解表；暑湿感冒宜清暑祛湿；体虚感冒，又当根据气虚、血、阴、阳亏损的不同情况，分予以益气、养血、滋阴、助阳解表等方法，不可专行发散或扶正。

感冒病情虽较轻，但发病率高，且易反复感染，影响工作和学习，故应积极预防。平时应注意锻炼身体，增强体质，冬春季节，天气变化时，应及时增减衣服等。

【方一】

【组成】紫苏叶15克，防风15克，苍耳子15克，白芷15克，白芍15克，枇杷叶15克，蝉蜕9克。

【功用】疏风利肺，调和营卫。

【主治】伤风引起的感冒。多见于冬令，症见恶风，自汗，鼻鸣，干呕，脉浮缓。

【用法】水煎，及时服用。

【按语】重症者，改用桂枝15克，白芍12克，甘草9克，生姜3片，大枣5枚。

【方二】

【组成】葱白连须3根，淡豆豉15克，生姜3片。

【功用】辛温解表。

【主治】风寒引起的感冒。多见于寒冷季节，或四季中气候骤冷，感冒初始，症见恶寒甚，发热轻微，无汗，涕清，喉痒，痰清稀，尿清长，苔白薄，脉浮紧。

【用法】水煎，及时服用。服后可加被取暖，使微出汗即可。

【按语】重症者，改用麻黄12克，杏仁12克，桂枝12克，甘草6克；兼咳者，可改用紫苏叶15克，杏仁12克，法半夏12克，茯苓15克，前胡12克，桔梗12克，枳壳12克，陈皮12克，生姜3片，大枣4枚，甘草6克。

【方三】

【组成】金银花15克，连翘15克，薄荷12克，荆芥12克，牛蒡子15克，板蓝根15克，桔梗12克，淡竹叶12克，芦根15克。

【功用】辛凉解表。

【主治】风热引起的感冒。多见于春令，或四时中非时之暖，或感冒后期。症见发热微恶风，汗泄不畅，涕浊，痰稠，口干或渴，咽痛，尿黄，苔白黄，脉浮数。

【用法】水煎，及时服，或1日分3次服用。

【按语】症减兼咳者，改用桑叶15克，菊花12克，杏仁12克，连翘15克，薄荷6克，桔梗12克，芦根20克，甘草9克；症进热甚烦渴者，加石膏30克，黄芩15克；症重而兼有痰喘者，改用麻黄12克，杏仁12克，石膏30克，射干15克，甘草10克。

【方四】

【组成】荆芥15克，防风15克，羌活15克，独活15克，柴胡10克，前胡15克，川芎12克，桔梗12克，枳壳12克，茯苓15克，甘草9克。

【功用】疏风祛湿。

【主治】感冒挟湿。多见于梅雨湿甚季节，或淋雨、涉水、坐卧湿地后起病。症见身热不扬，汗出黏手，头胀如裹，骨节酸痛甚，胸痞，舌苔白腻，脉濡。

【用法】水煎，分3次服，每日1剂。

【按语】如头身重痛甚者，改用羌活15克，防风12克，川芎12克，藁本12克，蔓荆子12克，独活12克，甘草9克。

【方五】

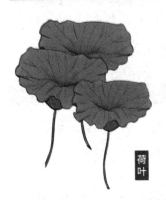

荷叶

【组成】金银花15克，连翘15克，香薷15克，厚朴15克，白扁豆15克，藿香15克，荷叶12克，佩兰12克，滑石20克，黄连10克，甘草9克。

【功用】清解暑邪，芳香化湿。

【主治】感冒挟暑。多见于夏令，症见恶寒无汗，或身热，汗出不解，头身痛，脘痞闷，尿短黄，舌苔黄腻，脉濡数。

【用法】水煎，分3次服，每日1剂。

【按语】如咽、结膜红肿者，去扁豆、厚朴，加板蓝根15克，大青叶15克，木贼12克；流涎、上腭疱疹或溃疡者去香薷，加防风12克，石膏20克。

【方六】

【组成】藿香15克，紫苏叶12克，白芷12克，厚朴12克，大腹皮12克，苍术12克，陈皮12克，桔梗12克，香附12克，山楂15克，麦芽12克。

【功用】宣肺解表，和中导滞。

【主治】感冒挟食。症见恶寒或发热，喷嚏，流涕，脘腹胀满，不思饮食，呕吐酸腐，或见流涎，大便稀溏，舌苔厚腻，脉滑实。

【用法】水煎，分3次服，每日1剂。

【按语】如寒者加炮姜10克；热者加黄芩15克，大青叶15克；积滞者加枳实12克，熟大黄12克。

【方七】

【组成】党参15克，紫苏叶15克，前胡12克，葛根15克，桔梗12克，桂枝12克，枳壳12克，防风12克，白术15克，甘草10克。

【功用】益气解表。

【主治】气（阳）虚感冒。症见身热轻，恶寒重，无汗或自汗，倦怠嗜卧，面色苍白，四肢不温，甚者语音低微，舌质淡，苔白，脉浮无力或沉溺。

【用法】水煎，分3次服，每日1剂。

【按语】如腰膝酸软者加独活15克，怀牛膝15克；咳嗽痰多者，加陈皮15克，法半夏12克，茯苓15克；气虚甚者加黄芪15克；肢冷脉沉阳虚甚者，加附片12克，细辛5克。

9.2 咳嗽

咳嗽是肺系疾病的主要证候之一。感冒、急慢性支气管炎、支气管扩张、支气管哮喘、肺炎、肺结核等疾病均可发生咳嗽，其他脏腑有病影响到肺时也可引起咳嗽。

咳嗽一症，首当鉴别其为外感咳嗽还是内伤咳嗽。一般说来，外感咳嗽多有明显的致病原因，起病较急，病程较短，其特点为必兼表证，多属实证，治宜疏散外邪，宣通肺气为主；内伤咳嗽常无明显诱因，起病缓慢，病程较长，特别是肺阴虚和肾阳虚咳嗽，多久而不愈，或反复发作，此以虚证为多，治宜调理脏腑功能为主。

咳嗽之辨证，要抓住咳嗽的特点。如咳嗽白天甚者常为热、为燥，夜间甚者多为肾虚、脾虚或痰湿。辨痰方面，痰清稀者属寒属湿，黏稠者属热属燥；痰色白属风、寒、湿、色黄属热；痰多者属痰湿、脾肾虚，痰少者多为风寒束表或阴虚等，燥咳痰少难出，甚至无痰。

不论是外感咳嗽或是内伤咳嗽，均可因肺气不利而滋生痰液，固治咳时应佐以化痰药。此外，咳嗽还应注意以下几点：①咳嗽初期应以宣通肺气为主，一般不宜使用收敛性止咳药，以免"闭门留寇"，而咳嗽日久，损伤肺气，可酌加敛肺收涩之品，如五味子、罂粟壳等；②因咳嗽除直接与肺有关外，常与肝、脾、肾等互相联系，故宜选用相宜的药物，做适当的配伍；③在药物治疗的同时，还应注意患者饮食起居的调节，如防寒、戒烟、戒酒，不宜食用肥、甘、辛辣及过寒的饮食，应参加适当的体育锻炼，以提高机体抗病能力，从而达到早期治愈或根治的目的。

在中医辨证时，又有风寒束表、风热袭肺、燥邪伤肺、暑湿、肺热、肺燥、痰湿、脾虚、肺气虚、肺阴虚、肾阳虚、肝火犯肺等引起咳嗽的区别。

【方一】

【组成】紫苏叶12克，法半夏12克，茯苓15克，前胡12克，桔梗12克，枳壳9克，甘草6克，生姜3片，大枣5枚。

【功用】疏风散寒，宣肺止咳。

【主治】风寒束表引起的咳嗽。症见咳嗽，鼻塞流清涕，喉痒身重，痰稀色白，头痛发热，恶寒或恶风，骨节酸痛，舌苔薄白，脉浮紧或浮缓。

【用法】水煎，分3次服，每日1剂。

【方二】

【组成】桑叶12克，菊花9克，杏仁9克，连翘12克，桔梗9克，薄荷6克，芦根18克，甘草6克。

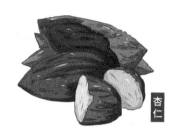

杏仁

【功用】疏风解热，宣肺止咳。

【主治】风热袭肺引起的咳嗽。症见咳嗽不爽，痰黄或黄白而稠，口干，咽痛，头痛，鼻塞，身热恶风有汗，或微恶风寒，舌苔薄黄，脉浮数。

【用法】水煎，分3次服，每日1剂。

【方三】

【组成】桑叶9克，沙参15克，杏仁9克，浙贝母12克，淡豆豉6克，栀子皮6克，梨皮12克。

【功用】宣肺润燥。

【主治】燥邪伤肺引起的咳嗽。症见咳嗽，痰少黏稠难出，或痰中带血丝，或干咳无痰，咳甚则胸痛，鼻燥咽干，或咽喉痒痛，形寒身热，舌尖红，苔黄，脉浮数或细数。

【用法】水煎，分3次服，每日1剂。

【方四】

【组成】①香薷12克，白扁豆12克，厚朴9克，法半夏12克，生姜12克，人参6克，陈皮12克，香附9克，竹沥12克，益智仁9克，乌梅9克；②鲜荷叶12克，鲜金银花12克，西瓜翠衣15克，鲜扁豆花12克，鲜竹叶心12克，丝瓜皮12克。

【功用】清暑宣肺，化湿和脾。

【主治】暑湿引起的咳嗽。症见咳嗽，痰多而黏稠，胸闷身热，汗多不解，头胀，口渴不多饮，心烦面赤，溲短而黄，舌质红，苔薄黄，脉濡数。

【用法】水煎，分3次服，每日1剂。若暑多于湿，则咳声清高，身热面赤，心烦，舌红，脉细数，治宜清解暑热，可选用方②。

【方五】

【组成】地骨皮15克，炒桑白皮15克，甘草3克，瓜蒌壳12克，青蒿12克。

【功用】清肺化痰。

【主治】肺热引起的咳嗽。症见咳而气喘，痰黄稠，甚或痰中带血，口鼻气热，口苦咽干，或觉咽痛，或胸痛胸闷，舌苔黄，脉弦数。

【用法】水煎，分3次服，每日1剂。

【方六】

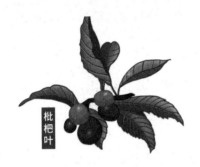

枇杷叶

【组成】桑叶12克，石膏20克，人参5克，甘草3克，炒胡麻仁5克，阿胶3克，麦冬9克，杏仁6克，枇杷叶5克。

【功用】清热润燥，生津止咳。

【主治】肺燥引起的咳嗽。症见干咳无痰，咳引胸痛，声音嘶哑，鼻燥咽干，舌质红，苔薄而干，脉略细数。

【用法】水煎，分3次服，每日1剂。

【方七】

【组成】①法半夏10克，陈皮10克，白茯苓6克，炙甘草3克，厚朴6克，苍术9克，生姜7片，大枣2枚；②法半夏9克，黄连3克，全瓜蒌25克，苇茎30克，薏苡仁30克，冬瓜仁24克，桃仁9克；③麻黄9克，白芍12克，细辛6克，干姜3克，炙甘草6克，桂枝9克，五味子12克，法半夏9克。

【功用】健脾燥湿，化痰止咳。

【主治】痰饮引起的咳嗽。症见咳嗽，痰多色白，日出即咳止，伴胸脘胀闷，饮食减少，或有恶心呕吐，或见面肿，舌苔白腻，脉濡滑。

【用法】水煎，分3次服，每日1剂。

【按语】若痰湿蕴结化热，见痰黄稠，苔黄腻，脉滑数等，治以清热化痰，可选用方②。若素有痰饮或水汽内蓄，兼受寒邪，形成寒的内停，或兼外邪未净之咳嗽，而见咯白色清稀痰，胸膈满闷，甚则呕逆形寒等，治以温肺化饮，可选用方③。

【方八】

【组成】人参6克，白术12克，茯苓12克，炙甘草6克，法半夏9克，陈皮9克，生姜3片，大枣3枚。

【功用】健脾益气，燥湿化痰。

【主治】脾虚引起的咳嗽。症见咳嗽，痰多色白易咳出，面白微肿，少气体倦，怕冷，胃脘部闷胀，食欲不振，口淡，舌苔薄白，脉细。

【用法】水煎，分3次服，每日1剂。

【方九】

【组成】人参6克，黄芪30克，熟地黄15克，五味子12克，紫菀9克，桑白皮9克，防风6克，白术15克，生姜3片。

【功用】补肺益气。

【主治】肺气虚引起的咳嗽。症见咳嗽，气短，痰稀清薄，面色白亮而无神，动辄汗出，易感外邪，舌质淡嫩，苔薄白，脉虚无力。

【用法】水煎，分3次服，每日1剂。

【方十】

【组成】①沙参12克，玉竹9克，生甘草6克，桑叶6克，生扁豆6克，天花粉6克，麦冬9克；②熟地黄9克，生地黄9克，麦冬5克，玄参5克，桔梗5克，百合6克，白芍5克，当归5克，浙贝母5克，生甘草5克。

【功用】养阴止咳。

【主治】肺阴虚引起的咳嗽。症见久咳不止，可见潮热，盗汗，少气，胸部隐痛，舌质红少苔，脉细数。

【用法】水煎，分3次服，每日1剂。

【按语】若阴虚火旺，痰中带血丝者，宜养阴清热，润肺止咳，可选用方二。

【方十一】

【组成】①五味子12克，补骨脂9克，熟地黄24克，山茱萸12克，山药12克，茯苓9克，泽泻9克，牡丹皮6克，肉桂3克，炮附片6克；②当归12克，陈皮9克，熟地黄15克，法半夏9克，茯苓12克，甘草6克，生姜6克。

【功用】温补肾阳。

【主治】肾阳虚引起的咳嗽。症见咳嗽，痰清稀呈泡沫状，咳甚则遗溺，气短，劳累则加重，面白微肿，或肢体浮肿，舌质淡苔白，脉沉细。

【用法】水煎，分3次服，每日1剂。

【按语】若咳喘甚，痰多味咸者当补肾化痰，可选用方②。

【方十二】

【组成】黄芩12克，栀子12克，桔梗12克，麦冬12克，桑白皮12克，浙贝母9克，知母12克，瓜蒌仁12克，陈皮9克，茯苓12克，甘草6克。

【功用】清肝泻火，润肺化痰。

【主治】肝火犯肺引起的咳嗽。症见咳嗽气逆，日出不爽，或如梅核，或如败絮，难以咳出，咳时面红，并引及胁痛，咽喉干燥，烦躁易怒，舌边尖红，苔薄黄而干，脉弦数。

【用法】水煎，分3次服，每日1剂。

9.3 口臭

口臭是指口中出气秽臭，自觉或他人所觉而言。现代医学中的口臭常见于口齿和咽喉疾病，也可见于胃肠疾病、某些传染病，以及肿瘤等。

口臭的局部原因主要是食物残渣停积于口内齿缝间腐败发臭，或口腔肌膜、龈肉溃腐，或肿物坏死，脓液溢出等。

　　中医学认为，口臭多因脏腑积热所致，或湿热，或食积，或痰浊，皆为实证。临床辨证时，胃热上蒸口臭，以口渴饮冷、口舌生疮、便秘溲黄、苔黄为主症；肠胃食积口臭，根据伤食病史以及干噫食臭、吞酸嗳腐、脘腹胀满、舌苔腐腻等可资鉴别；痰热壅肺口臭，以咳唾腥臭痰、胸满胸痛为主症。除以上内治外，还可用含药或擦药等方法辅助治疗。

【方一】

　　【组成】石膏30克，黄芩12克，黄连12克，生地黄20克，牡丹皮12克，升麻9克，青蒿12克，甘草6克。

　　【功用】清胃泄热。

　　【主治】胃气上蒸引起的口臭。症见口臭口渴饮冷，口唇红赤，口舌生疮糜烂，或牙龈赤烂肿痛，溲赤便秘，舌质红，苔黄，脉数有力。

　　【用法】水煎，分3次服，每日1剂。

【方二】

　　【组成】苇茎30克，薏苡仁30克，冬瓜仁24克，桃仁9克，地骨皮12克，桑白皮12克，甘草6克。

　　【功用】清肺化痰辟浊。

　　【主治】痰热壅肺引起的口臭。症见口气腥臭，兼胸痛胸满，咳嗽吐浊，或咳吐脓血，咽干口苦舌燥，不欲饮水，舌苔黄腻，脉象滑数。

　　【用法】水煎，分3次服，每日1剂。

【方三】

　　【组成】山楂18克，神曲6克，法半夏9克，茯苓9克，陈皮3克，连翘3克，莱菔子3克。

　　【功用】消积导滞。

【主治】肠胃食积引起的口臭。症见口中酸臭，脘腹胀满，嗳气频作，不思饮食，大便或秘或利，矢气臭秽，舌苔厚腻或腐腻，脉象弦滑。

【用法】水煎，分3次服，每日1剂。或共研细粉，炼蜜为10克丸，每日3次，饭后用温开水送服1丸。

9.4 脱发

脱发即是头发过量的脱落。如果平均每日脱发超过100根，持续2～3个月视为脱发。脱发固然与现代快速、紧张的生活和工作节奏，以及激烈的社会竞争所带来的精神压力造成神经系统功能紊乱和免疫反应性疾病有关外，也不能忽视身体某些疾病带来的变化。

中医称脱发为"发堕""油风"。中医理论认为，肾为先天之本，其华在发。因此头发的生长与脱落过程反映了肾中精气的盛衰。肾气盛的人头发茂密有光泽，肾气不足的人头发易脱落、干枯、变白。头发的生长与脱落、润泽与枯槁除了与肾中精气的盛衰有关外，还与人体气血的盛衰有着密切的关系。老年人由于体内气血不足、肾精亏虚，常出现脱发的现象，这是人体生、长、壮、老的客观规律。而年轻人脱发不仅影响整体形象，还可能是体内发生肾虚、血虚的一个信号。此时，必须进行治疗。在中医辨证时，又有血热生风、阴虚血亏、气血两亏、瘀血阻滞引起脱发的区别。

斑秃属于脱发的一种，特点是头发呈片状脱落，民间俗称"鬼剃头"。中医认为是血虚生风，发失滋荣所致。治疗时一般采用外治，其基本原则是刺激局部头皮充血，促进毛发生长。

【方一】桑葚乌发粥

【组成】桑葚、黑芝麻各60克，大米100克，白糖20克。

【制法】大米淘洗干净，用清水浸泡30分钟；桑葚洗净；黑芝麻研磨成细粉；大米放在砂锅内，加入桑葚、黑芝麻粉，加清水，大火煮沸转小火煨成粥，加入白糖调味即可。

【功用】滋阴养血，乌发泽肤，补气益肺，延年益寿。

【方二】生发黑豆

【组成】黑豆500克，盐适量。

【制法】将黑豆洗净，用清水浸泡4小时；砂锅洗净，加入水，大火煮沸后转小火熬煮，至水浸豆粒饱胀为度；取出黑豆，加适量盐，密封储于瓷瓶内。

【功用】生发护发。

【方三】

【组成】当归15克，黑芝麻15克，女贞子15克，墨旱莲12克，桑葚15克，侧柏叶12克，生地黄15克，牡丹皮12克。

【功用】凉血清热消风。

【主治】血热生风引起的脱发。症见头发突然成片脱落，头皮光亮，局部微痒，一般无全身症状，或见心烦口渴，便秘溲黄，舌红，苔薄黄，脉弦滑数。

【用法】水煎，分3次服，每日1剂。

【方四】

【组成】当归15克，川芎9克，白芍15克，天麻12克，羌活9克，熟地黄15克，木瓜9克，菟丝子12克。

【功用】滋补肝肾，养血祛风。

【主治】阴血亏虚引起的脱发。症见头发油亮光泽屑多，经常脱落，日久头顶或两额角处逐渐稀疏，头痒，或兼有耳鸣，腰酸肢乏，舌红，苔少，脉细数。

【用法】水煎，分3次服，每日1剂。

【方五】

【组成】潞党参15克，黄芪15克，茯苓15克，白术12克，甘草12克，熟地黄15克，当归15克，白芍15克，肉桂6克，五味子12克，远志9克，陈皮12克，生姜9克，大枣15克。

【功用】补气血。

【主治】气血两虚引起的脱发。症见头发细软干燥少华，头发呈均匀脱落，日渐稀疏，少气乏力，语声低微，面色苍白，心悸怔忡，肢体麻木，舌质淡，苔少，脉细弱。

【用法】水煎，分3次服，每日1剂。或共研细末，炼蜜为10克丸，每次1丸，每日3次服。

【方六】

【组成】赤芍15克，川芎9克，桃仁12克，红花9克，老葱3根，生姜12克，大枣7枚，麝香0.1克。

【功用】活血化瘀。

【主治】瘀血阻滞引起的脱发。症见头发部分或全部脱落，或须眉俱落，日久不长，常有头痛，口渴欲饮不欲咽，面色晦暗，口唇红紫，舌质黯兼有瘀斑，脉细涩。

【用法】水煎，分3次服，每日1剂。

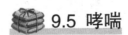

9.5 哮喘

哮喘，又称哮，是以呼吸急促，喉中哮鸣如哨鸣音为特征的一个临床常见症状。

现代医学中的支气管哮喘、慢性喘息性支气管炎、肺炎、肺气肿、肺结核等病在发生呼吸困难时，均能出现哮喘。哮证有冷哮、热哮的区别，喘证有实喘、虚喘之不同。究其病因，前者多为体内伏痰，遇诱因而发，后者多为外感六淫，内伤饮食、情志，以及久病体虚，致气机升降失常所致。

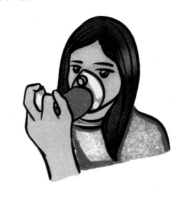

哮喘是一个发作性疾患，发作时应严格地辨证治疗，发作后正气必虚，症状缓解后应予以扶正。可从脾、肾二脏着手调治，根据"脾为后天之本""肾为先天之本"的理论，予以健脾、补肾，并兼顾宣肺。此外，还应注意饮食起居，如慎风寒、戒烟酒，避免各种不良刺激，以及加强适当的体育锻炼等，提高机体抗病能力。

【方一】

【组成】麻黄6克，白芍9克，干姜3克，细辛6克，炙甘草6克，桂枝6克，五味子9克，法半夏9克。

【功用】温肺散寒，化痰止哮。

【主治】寒痰阻肺引起的哮喘。证属冷哮范畴，遇寒而发，常表现为呼吸急促，喉中哮鸣，胸膈满闷，痰白而黏，或清稀多沫，面色晦滞而青，口不渴，或渴喜热饮，舌苔白滑，脉浮紧，或兼见恶寒，发热，无汗，头痛身痛等表证。

【用法】水煎，分3次服，每日1剂。

【方二】

【组成】麻黄9克，石膏30克，生姜9克，甘草5克，大枣5枚。

【功用】宣肺清热，化痰止哮。

【主治】热痰阻肺引起的哮喘。证属热哮范畴，遇热而发，呼吸急促，喉中哮鸣，声高气粗，烦闷不安，痰黄稠黏，咳嗽不爽，面红自汗，口渴欲饮，舌质红，苔黄腻，脉滑数。或兼见发热，微恶风寒，头痛等表证。

【用法】水煎，分3次服，每日1剂。

【方三】

【组成】炒白果仁20克，麻黄9克，苏子6克，甘草3克，款冬花9克，杏仁6克，桑白皮10克，黄芩5克，法半夏9克。

【功用】散寒清热，宣肺化痰。

【主治】寒热错杂引起的哮喘。症见呼吸急促，喉中哮鸣，痰黄稠黏，或白黏难咯，胸闷心烦，兼见恶寒发热，无汗，头身疼痛，舌苔黄白，脉浮紧而数。

【用法】水煎，分3次服，每日1剂。

【方四】

【组成】生地黄24克，山药12克，山茱萸12克，泽泻9克，牡丹皮9克，茯苓9克，桂枝3克，炮附片3克，白芥子9克，紫苏子9克，莱菔子9克，生姜5片。

【功用】温阳益气，降气化痰。

【主治】阳虚痰阻引起的哮喘。证属冷哮范畴，呼吸急促，喉中哮鸣，气短难续，动则尤甚，面白汗出，形寒肢冷，舌质淡白胖嫩，或淡紫，脉沉弱无力。

【用法】水煎，分3次服，每日1剂。

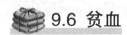 9.6 贫血

在一定容积的循环血液内红细胞计数、血红蛋白量以及红细胞比容均

低于正常标准者称为贫血。其中以血红蛋白最为重要，成年男性低于120克/升，成年女性低于110克/升，一般可认为贫血。贫血是临床最常见的表现之一，然而它不是一种独立疾病，可能是一种基础的，有时是较复杂疾病的重要临床表现。一旦发现贫血，必须查明其发生原因。

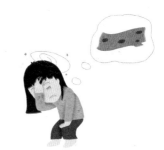

中医学中没有贫血的名称，但从患者临床所呈现的证候，如面色苍白、身倦无力、心悸、气短、眩晕、精神不振、脉见细象等，则相似于"血虚""阴虚"诸疾。一般可将贫血划入"血虚"或"虚劳亡血"的范畴。

【方一】海参猪骨大枣汤

【出处】《广西中医药》

【组成】海参（干品）50克，猪骨10只，大枣200克。

【功用】补益气血。

【主治】再生障碍性贫血。

【方解】海参益气养血，猪骨补髓生血，大枣健脾养血，共收补益气血之功。

【药理】现代药理研究发现，海参的活性成分具有抗凝血、抗肿瘤、增加免疫力及抗病毒等作用，猪骨、大枣能促进造血功能。

【用法】每日1剂，10日为1疗程，每个疗程间隔2～4日。

【方二】野菊猪肉汤

【出处】《辽宁中医杂志》

【组成】野菊根茎30克，鲜精猪肉30克。

【功用】清热养血。

【主治】再生障碍性贫血。

【方解】野菊根茎清热，鲜精猪肉补气养血，共收清热养血之功。

【药理】现代药理研究发现，野菊花煎剂对多种致病菌有抑制作用，精猪肉含有丰富的蛋白质。

【用法】药同煎煮，去渣。

【方三】参芪仙补汤

【出处】《中医杂志》

【组成】人参6克，黄芪24克，补骨脂15克，仙鹤草24克。

【功用】益气养血。

【主治】慢性再生障碍性贫血。

【方解】人参、黄芪益气健脾，补骨脂、仙鹤草补肾养血，共收益气养血之功。

【药理】现代药理研究发现，参芪仙补汤具有促进机体造血功能，提高人体免疫力的作用。

【用法】水煎服，每日1剂。

【方四】芪附汤

【出处】《辽宁中医杂志》

【组成】炙黄芪12克，黑附块9克，淫羊藿12克，仙茅12克，菟丝子12克，肉桂45克（分两次后入），仙鹤草30克，墨旱莲12克，炙甘草9克，盐水炒牛膝12克，乌鸡白凤丸1粒（每日3次）。

【功用】温补脾肾。

【主治】再生障碍性贫血脾肾阳虚者。

【方解】炙黄芪、黑附块、淫羊藿、仙茅、菟丝子、肉桂温补脾肾，仙鹤草、墨旱莲滋补肾阴，牛膝补肾活血，乌鸡白凤丸补气养血，共收温补脾肾，化生气血之功。

【药理】现代药理研究发现，芪附汤具有类肾上腺皮质激素样作用，能增强机体免疫功能，乌鸡白凤丸具有明确的补血、补肾、抗炎、抗疲劳及耐高、低温，耐缺氧作用。

【用法】水煎服，每日1剂，分3次冲服乌鸡白凤丸。

【按语】此为吴圣农主任医师验方。

🎁 9.7 中暑

中暑是指在高温和热辐射的长时间作用下，机体体温调节障碍，水、电解质代谢紊乱及神经系统功能损害的症状的总称。表现为骤然高热、出汗、神昏、嗜睡，甚则躁扰抽搐。

中暑属于"暑证"范畴。颅脑疾患的患者，老弱及产妇耐热能力差者，尤易发生中暑。

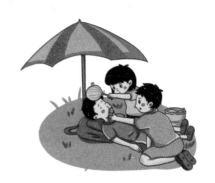

【方一】绿豆汤

【出处】流传于民间或医界

【组成】绿豆适量。

【功用】清热解暑。

【主治】中暑。

【方解】本方重用绿豆煎汤清热解毒利尿，以收防暑祛暑功效。

【药理】现代药理研究发现，绿豆汤具有解暑利尿之功。

【用法】水煎汤服。

【方二】青蒿扁豆汤

【出处】《新编单方验方大全》

【组成】青蒿、白扁豆各6克，连翘、云苓、西瓜皮各10克，通草、生甘草各3克。

【功用】清暑利湿。

【主治】中暑暑湿证。

【方解】方中以青蒿、西瓜皮、连翘清热，白扁豆、茯苓、通草祛湿，甘草和合诸药，共收清暑利湿之功。

【药理】现代药理研究发现，青蒿扁豆汤具有消暑、解热、利尿之功。

【用法】水煎服，每日1剂。

【方三】扁豆汤

【出处】《新编单方验方大全》

【组成】扁豆15克，薏苡仁10克，莲叶梗30克，柳叶3克。

【功用】健脾祛湿，解暑。

【主治】中暑恢复期。

【方解】方中以扁豆、薏苡仁健脾祛湿，莲叶梗、柳叶解暑，以收祛暑醒脾之功。

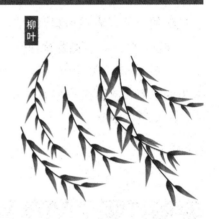

柳叶

【药理】现代药理研究发现，扁豆汤具有消暑、解热、利尿之功。

【用法】水煎服。

【方四】万金锭

【出处】《北京市中药成方选集》

【组成】京墨100克，儿茶、胡黄连、川黄连各50克，冰片6分，麝香当门子、西牛黄各5分，熊胆2钱。

【功用】清热祛暑，解毒止血。

【主治】吐血衄血，口舌生疮，牙齿疼痛及小儿热症。

【方解】本方京墨、儿茶、胡黄连、川黄连、熊胆清热解毒，麝香当门子、西牛黄、冰片解毒散结，重在散解暑热之毒。

【药理】现代药理研究发现，万金锭具有抗病毒、解热、镇静、强心、抗惊等作用。

【用法】上为细末，再用人乳合糊为丸，如梧桐子大，金箔为衣。每服四五分，小儿减半，熟汤化下。

【方五】天生白虎汤

【出处】《冯氏锦囊》

【组成】西瓜汁。

【功用】清解暑热。

【主治】中暑。

【方解】本方重用大量西瓜汁来清解暑热，补气养阴。

【药理】现代药理研究发现，西瓜汁液中几乎包括了人体所需要的各种营养成分，如维生素A、维生素B、维生素C和蛋白质、葡萄糖、蔗糖、果糖、苹果酸、谷氨酸、瓜氨酸、精氨酸、磷酸及钙、铁、磷和粗纤维等，具有解暑、利尿作用。

【用法】捣西瓜取汁，滤去滓，灌之即醒。

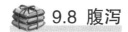

9.8 腹泻

腹泻是指排便次数多于平日，粪便稀薄，水分增加，或含未消化食物或脓血。腹泻常见伴有排便急迫感、肛周不适、失禁等症状。根据病理生理可分四类：①肠腔内渗透压增加，超过血浆渗透压，引起高渗性腹泻；②收功能障碍引起的吸收障碍性腹泻；③分泌增多引起的分泌性腹泻；④运动功能失调，蠕动亢进，引起运动性腹泻。

腹泻属中医学"泄泻"范畴，以大便溏薄而势缓者为泄，以大便清稀如水而直下者为泻。中医学认为"泄泻之本，无不由于脾胃"，故多责之脾虚湿盛。

【方一】白术车前煎剂

【出处】《中医单方验方选》

【组成】土炒白术30克，车前子15克（包）。

【功用】健脾益气，利水止泻。

【主治】水泻。

【方解】方中以白术健脾益气，土炒后入脾，车前子利水渗湿止泻。

【药理】现代药理研究发现，白术车前煎剂具有双向调节胃肠功能、利尿等作用。

【用法】水煎服，每日1剂。

【方二】三鲜饮

【出处】《中医单方验方选》

【组成】鲜藿香15克，鲜荷叶9克，鲜扁豆叶9克，六一散9克（包）。

【功用】芳香化湿，祛暑止泻。

【主治】暑热泄泻。

【方解】方中以藿香、荷叶、扁豆芳香醒脾化湿，六一散利水，上药合用，共奏芳香化湿，祛暑止泻之功。

【药理】现代药理研究发现，三鲜饮具有解暑、利尿等作用。

【用法】水煎服，每日1剂。

【方三】芍甘汤

【出处】《中医单方验方选》

【组成】杭芍药90克，甘草6克。

【功用】柔肝止痛。

【主治】腹痛腹泻。

【方解】方中重用芍药养阴柔肝，缓急止痛，体现了抑木扶土的治法。

【药理】现代药理研究发现，芍甘汤具有镇痛镇静、抗炎抗溃疡、解热解痉、利尿等作用。

【用法】水煎服，每日1剂。

【方四】苍术砂仁散

【出处】《山西医刊》

【组成】苍术、砂仁各适量。

【功用】健脾开胃，燥湿止泻。

【主治】腹泻。

【方解】方以苍术燥湿健脾，砂仁养胃，二药合用，共奏健脾开胃，燥湿止泻之功。

【药理】现代药理研究发现，苍术砂仁散具有抗炎抗溃疡的作用。

【用法】研成细末，装瓶备用。每次1～1.5克，每日3次，白开水送下。

【方五】枫叶汤

【出处】《浙江中医杂志》

【组成】枫叶（陈旧者佳）30克。

【功用】祛风，利湿，止泻。

【主治】腹泻。

【方解】方中重用枫叶一味祛风、利湿、止泻。

【药理】现代药理研究发现，枫叶汤具有抗炎、抗过敏的作用。

【用法】水煎服，每日1剂。

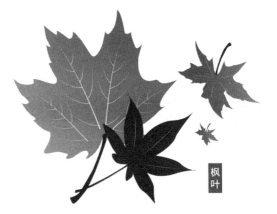
枫叶

【方六】防风汤

【出处】《浙江中医杂志》

【组成】防风15克。

【功用】祛风利湿，消炎杀菌。

【主治】慢性腹泻。

【方解】方中重用防风一味祛风利湿，消炎杀菌止泻。

【药理】现代药理研究发现，防风汤具有抗炎、抗过敏的作用。

【用法】水煎服，每日1剂。

9.9 便秘

便秘是一种症状而非疾病的名称。便秘是指便次太少，或排便不畅、费力、困难、粪便干结且量少。

中医认为便秘是大便秘结不通，排便时间延长或欲大便而艰涩不畅的一种病证。在我国古代医学中，便秘有很多名称，如"大便难""后不利""脾约""闭""阴结""阳结""大便秘""大便燥结""肠结"等。古代医家对便秘的产生原因有许多论述，认为引起便秘的原因很多，其中，便秘与肾、脾、胃、大肠、肺、气血津液、寒热虚实等均有关。

【方一】瓜蒌饮

【出处】《中医单方验方选》

【组成】瓜蒌30克，玄明粉10克。

【功用】宽胸行气，泻下通便。

【主治】老年体弱便秘。

【方解】方以瓜蒌行气宽胸，玄明粉润下通便，二药合用，共收行气通便之功。

【药理】现代药理研究发现，瓜蒌饮能增加肠蠕动。芒硝经加工处理使之失去水分，即为玄明粉。芒硝的药理作用为硫酸钠水解后产生硫酸根离子，不易被肠壁吸收，存留肠内形成高渗溶液，阻止肠内水分的吸收，从而软化大便。

【用法】水煎服，每日1剂。

【方二】单味肉苁蓉汤

【出处】《中医单方验方选》

【组成】肉苁蓉30克。

【功用】润肠通便。

【主治】年老体虚便秘。

【方解】方中重用大剂量肉苁蓉温润肠道，从而起到通便之功。

【药理】现代药理研究发现，肉苁蓉具有润肠的作用。

【用法】水煎服，每日1剂。

【方三】大黄麻仁饮

【出处】《中医单方验方选》

【组成】大黄6克，火麻仁15克。

【功用】通腑泄热，润肠通便。

【主治】一般便秘。

【方解】方以大黄通腑泄热，火麻仁润肠通便，二药合用，共奏泻热润肠通便之功。

【药理】现代药理研究发现，大黄麻仁饮具有消炎、抗病毒、润肠等作用。

【用法】水煎服，每日1剂。

【方四】苏子汤

【出处】《中医单方验方选》

【组成】苏子10克，蜂蜜30克。

【功用】降气通便。

【主治】习惯性便秘。

【方解】方以苏子降气，蜂蜜润肠，二药合用，共奏降气通便之功。

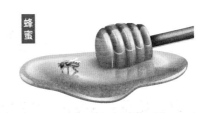

蜂蜜

【药理】现代药理研究发现，苏子

汤具有润肠的作用。

【用法】苏子炒焦研碎，清晨空腹用蜂蜜送服，连服10日。

【方五】枳实汤

【出处】《江苏中医杂志》

【组成】枳实6～10克。

【功用】行气通便。

【主治】老年性便秘。

【方解】肠道气滞则大便不行，方以枳实行气消滞，推导大便下行。

【药理】现代药理研究发现，枳实汤具有增加肠蠕动的作用。

【用法】水煎服，每日1剂。

【方六】夏黄粉

【出处】《中医单方验方选》

【组成】半夏9克，硫磺3克。

【功用】健脾和胃，解毒通便。

【主治】寒证便秘。

【方解】寒性收引，寒凝则气滞，肠道受寒则气滞大便不行。方以硫磺温阳通便，半夏散结和胃，共奏健脾和胃，解毒通便之功。

【药理】现代药理研究发现，夏黄粉具有的消炎、杀菌作用。

【用法】共研细粉，装瓶备用。每次3克，每日两次。

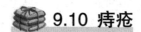 9.10 痔疮

【方一】凉血地黄汤

【出处】《外科大成》

【组成】细生地黄、当归尾、地榆、槐角、黄连、天花粉、生甘草、升麻、赤芍、枳壳、黄芩、荆芥。

【功用】清热凉血祛风。

【主治】一二期内痔，或内痔嵌顿伴继发感染，或年老体弱，或内痔兼有其他严重慢性疾病，不宜手术治疗者。

【用法】水煎服，每日1剂。

【方二】脏连丸

【出处】《证治准绳》

【组成】黄连240克。

【功用】清热渗湿止血。

【主治】便血色鲜量多，肛内肿物外脱，可自行回缩，肛门灼热。

【用法】公猪大肠肥者一段，长36厘米，将黄连末装入大肠内，两头以线扎紧，放砂锅内，下煮酒1230毫升，慢火熬之，以酒干为度。将药肠取起，共捣为泥。每次3～9克，每日两次。

【方三】补中益气汤

【出处】《脾胃论》

【组成】黄芪18克，甘草9克，人参6克，当归3克，橘皮6克，升麻6克，柴胡6克，白术9克。

【功用】补气升提。

【主治】肛门下坠感，痔核脱出须手法复位，便血色鲜或淡。面色少华，神疲乏力，少气懒言，纳少便溏。

【用法】水煎服，每日1剂。

【方四】五倍子汤熏洗法

【出处】《疡科选粹》

【组成】五倍子、芒硝、桑寄生、莲房、荆芥各30克。

【功用】活血止痛，收敛消肿。

【主治】内痔及内痔脱出或伴脱肛者。

【用法】药物加水煮沸，先熏后洗，或药液作热湿敷。

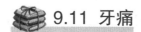 ## 9.11 牙痛

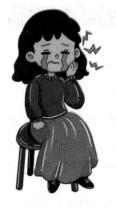

牙痛是指牙齿因某种原因引起的疼痛，为口腔疾病中最常见的症状之一。其表现为：牙龈红肿、遇冷热刺激痛、面颊部肿胀等。牙痛大多由牙龈炎和牙周炎、龋齿（蛀牙）或折裂牙而导致牙髓（牙神经）感染所引起的。

该病属中医"牙宣""骨槽风"范畴中医认为牙痛是由于外感风邪、胃火炽盛、肾虚火旺、虫蚀牙齿等原因所致。

【方一】荜茇散

【组成】荜茇、高良姜、细辛、胡椒各等份。

【功用】温经散寒，通络止痛。

【主治】治疗龋齿牙痛，因冷加重，或口疮色白，周围不充血者。

【方解】方中荜茇、高良姜、细辛味辛性温，芳香走窜，取其温散之性，以发散郁火及风热，胡椒温中止痛，杀虫。

【药理】现代药理研究证明，以上诸药均有镇痛、抗菌、消炎的作用。

【用法】将上药共研细末，过筛装瓶备用。牙痛时取药粉少许，塞入鼻孔内用力吸入。

【方二】竹叶石膏汤

【出处】《伤寒论》

【组成】竹叶15克，石膏30克，半夏9克，麦冬15克，人参6克，炙甘

草6克，粳米15克。

【**功用**】清热生津，益气和胃。

【**主治**】治疗胃热内盛，阴津受伤，而致牙痛牙宣等症。

【**方解**】本方是由白虎汤去知母，加竹叶、人参、麦冬、法半夏而成。方中竹叶、石膏清解气分邪热；人参、麦冬益气养阴；法半夏和胃降逆；甘草、粳米益胃，又可使寒凉清泄而不伤中气。法半夏配麦冬，燥润结合，以润制燥，使得补而不腻。本方清补兼施，邪热与气阴兼顾，可称得两全其美。

【**药理**】竹叶具有优良的抗菌、抗病毒等作用；石膏内服有解热、镇痉和消炎作用；半夏具有镇咳，祛痰，镇吐，抗溃疡；人参能消炎，止痛，提高机体免疫力。

【**用法**】将上药加水煎煮，第一煎20分钟，第二煎15分钟，每煎350毫升，放温服用，早晨饭前，晚上临睡前服下。

【方三】清胃散

【**组成**】生地黄6克，当归身6克，牡丹皮9克，黄连6克，升麻9克。

【**功用**】清胃凉血。

【**主治**】胃火牙痛。

【**方解**】方用苦寒泻火之黄连为君，直折胃腑之热。臣以甘辛微寒之升麻，一取其清热解毒，以治胃火牙痛；一取其轻清升散透发，可宣达郁遏之伏火，有"火郁发之"之意。黄连得升麻，降中寓升，则泻火而无凉遏之弊；升麻得黄连，则散火而无升焰之虞。生地黄凉血滋阴；牡丹皮凉血清热，皆为臣药。当归养血活血，以助消肿止痛，为佐药。升麻兼以引经为使。诸药合用，共奏清胃凉血之效，以使上炎之火得降，血分之热得除，于是循经外发诸症，皆可因热毒内彻而解。

【**药理**】生地黄有明显的抗炎作用，有免疫增强作用，且与机体的免疫功能状态密切相关，在机体免疫功能低下时其增强更为明显；当归对渗出性炎症有明显抑制作用，且能镇痛；牡丹皮能抗炎，解热镇痛；黄连有较强的广谱抗菌作用，抗病毒，抗炎，解热。

【用法】作汤剂，水煎服，每日1剂。

【方四】玉女煎

【出处】《景岳全书》

【组成】石膏9～15克，熟地黄9～30克，麦冬6克，知母5克，牛膝5克。

【功用】清胃热，滋肾阴。

【主治】胃热阴虚之牙痛。

【方解】方中石膏辛甘大寒，清阳明有余之火而不损阴，故为君药。熟地黄甘而微温，以滋肾水之不足，用为臣药。君臣相伍，清火壮水，虚实兼顾。知母苦寒质润、滋清兼备，一助石膏清胃热而止烦渴，一助熟地黄滋养肾阴；麦冬微苦甘寒，助熟地黄滋肾，而润胃燥，且可清心除烦，二者共为佐药。牛膝导热引血下行，且补肝肾，为佐使药，以降上炎之火，止上溢之血。

【药理】石膏有解热，消炎作用；熟地黄能增强免疫功能；麦冬对多种细菌有抑制作用；知母煎剂对葡萄球菌、伤寒沙门菌有较强的抑制作用，对痢疾志贺菌、副伤寒沙门菌、大肠埃希菌、枯草杆菌、霍乱弧菌也有抑制作用；牛膝能促进炎性肿胀消退。

【用法】水煎服，煎七分，温服或冷服。

【按语】大便溏泻者，不宜用本方。

【方五】清香散

【出处】《普济方》

【组成】川芎、藁本各30克，防风、羌活各6克，细辛9克，香白芷30克，甘草15克。

【功用】祛风散寒止痛。

【主治】风冷牙痛。

【方解】方中藁本、防风祛风散寒，胜湿止痛，香白芷解表散风，通窍止痛，尤除擅阳明经风湿之邪；细辛芳香走窜，能祛风寒，止疼痛；

羌活辛温发表力强，有散寒祛风，胜湿止痛之功；川芎活血行气，祛风止痛。

【**药理**】羌活、细辛有抗炎、镇痛作用；藁本有抗菌、镇痛作用；白芷对大肠埃希菌、痢疾志贺菌、伤寒沙门菌、铜绿假单胞菌有一定的抑制作用；以上各药均有镇痛作用。

【**用法**】上为细末。每服9克，食后用清茶调服。如痛甚者，加黑锡丹30粒。每日两次。

9.12 口腔溃疡

口腔溃疡，也叫口疮，就是口内生疮，即边缘色红，中心是黄绿色的溃烂点，疼痛剧烈，流口水，常伴口臭、口干、尿黄、大便干结等症状。轻的口疮只溃烂一二处，重的口疮可扩展到整个口腔，甚至引起发烧和全身不适。

口腔溃疡的病因很不明确，可能与精神因素，病毒感染、缺少维生素、过度疲劳等有关。因此治疗应综合进行。此外，口腔溃疡也被认为与遗传、荷尔蒙等因素有关。

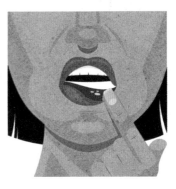

中医学认为：本病的发生与肝肾不足、气阴亏虚、外感湿热等密切相关，久之，湿热与气血相搏，湿、毒、瘀相互胶结，致本病反复发作，迁延难愈。同时食积，肉积、水积、气积等所至内分泌失调与脏腑功能失调，肠胃功能紊乱，免疫力下降，病菌病毒破坏口腔分泌腺体，并破坏了口腔黏膜，亦是导致本病发生的主要原因。

【方一】珍宝散

【**出处**】《丹台玉案》卷三

【组成】珍珠9克，硼砂、青黛各3克，冰片1.5克，黄连、人中白各6克。

【功用】清热消肿，祛腐敛疮。

【主治】治疗口舌生疮，疼痛而影响饮食者。

【方解】方中珍珠外用可燥湿敛疮，硼砂、青黛、冰片以清热解毒止痛，并配以黄连、人中白以清热燥湿消肿，主要合用共奏清热解毒，消肿止痛，祛腐敛疮。

【药理】现代药理研究发现冰片局部应用对感觉神经有轻微刺激，有一定的止痛及温和的防腐作用；硼砂对皮肤黏膜有收敛保护作用和抑制某些细菌生长的作用；青黛对金黄色葡萄球菌、炭疽杆菌、痢疾志贺菌、霍乱弧菌等有抗菌作用。

【用法】上药共为细末。每次取0.2克掺患处，每日两次。

【方二】辰砂定痛散

【出处】《外科大成》

【组成】（煅）软石膏30克，胡黄连0.6克，辰砂1.5克，冰片0.6克。

【功用】清热解毒，消肿止痛。

【主治】治疗口疮伴身热口渴，大便干燥，小便黄赤者。

【方解】方中煅石膏，冰片、辰砂可清热泻火，解毒止痛，收敛生肌，配以胡黄连清胃肠湿热及下焦湿火蕴结，诸药相配可清热止痛。

【药理】药理研究发现辰砂外用能抑制或杀灭皮肤细菌和寄生虫，并有解毒防腐作用；石膏能增强家兔肺泡巨噬细胞对白色葡萄球菌及胶体金的吞噬能力，并能促进吞噬细胞的成熟；冰片局部应用有一定的止痛及温和的防腐作用；胡黄连的根提取物有抗菌作用。

【用法】上药共为细末。每次取0.2克涂于口疮处。每日3次。

【方三】竹叶合剂

【出处】《浙江中医杂志》

【组成】淡竹叶、栀子、大青叶、金银花各9克，生石膏30克，黄连、甘草、薄荷各4.5克。

【功用】清热泻火止痛。

【主治】治疗小儿口疮。

【方解】方中淡竹叶、栀子合用以宣泄邪热，解郁除烦；生石膏辛甘性寒，能清热泻火，甘寒除烦止渴，为清泻肺胃二经气分实热的要药；金银花、大青叶具清热解毒散痈消肿之功，黄连可清热燥湿，薄荷轻扬升浮、芳香通窍，功善疏散上焦风热，清头目、利咽喉；甘草清热且调和诸药。

【药理】近来报道石膏对内毒素发热有明显的解热效果，并可减轻其口渴状态；薄荷油外用能刺激神经末梢的冷感受器而产生冷感，从而起到消炎、止痛、止痒作用；淡竹叶有退热作用；栀子对溶血性链球菌和皮肤真菌有抑制作用，有解热、镇痛、镇静、止血作用；黄连有很广的抗菌范围，均有较显著的抑制作用；金银花具有广谱抗菌作用，有明显抗炎及解热作用；大青叶有抗菌、抗病毒、解热、抗炎等作用。

【用法】水煎服。每日1剂，5剂为1个疗程。

【按语】本方加减法：便秘者加大黄4.5克，舌红龈肿者加石斛、玄参各9克。

【方四】黄连升麻散

【出处】《千金要方》

【组成】升麻45克，黄连23克。

【功用】清热解毒。

【主治】治疗口疮伴口气热臭者。

【方解】方中升麻甘寒，清热解毒，尤善清解阳明热毒；黄连泻火解毒，尤善清心经实火，并可疗疮毒。

【药理】现代研究发现黄连有很广的抗菌范围，对痢疾志贺菌、大肠埃希菌、结核分枝杆菌、葡萄球菌、溶血性链球菌、肺炎链球菌等均有较显著的抑制作用，对钩端螺旋体、阿米巴原虫、滴虫、流感病毒及多种致病性皮肤真菌，也有抑制作用；升麻对结核分枝杆菌、金黄色葡萄球菌、白色葡萄球菌和卡他球菌有中度抗菌作用，其提取物具有解热、抗炎、镇痛、抗惊厥作用。

【用法】上药为末。每次取3～4克含服或开水冲服，每日3次。